DATE DUE

"El no⸺ ⸺sobre la
tierra ⸺ ⸺to en lo
alimen⸺ ⸺n com-
prehen⸺ ⸺ta, así
como ⸺ ⸺orgado
una cr⸺

Co⸺ ⸺O DEL
⸺LGRAM

"Como⸺ ⸺ni vida
en todo⸺ ⸺sobre
el uso ⸺ ⸺com-
pensad⸺ *médi-*
cos del⸺ ⸺os del
cactus ⸺ ⸺edici-
nal. Es⸺ ⸺rmer-
cados d⸺ ⸺de los
principa⸺ ⸺insky
estimul⸺ ⸺étni-
cos, par⸺

Davi⸺ DE Terapia
⸺iembro del
⸺iones de la
⸺ierbolaria

"Un maravilloso libro sobre una planta maravillosa. Una excelente combinación entre buena ciencia y su aplicación a la vida real. Una muestra de la importancia del nopal en el tratamiento de enfermedades como la diabetes, control del colesterol, y una diversidad de problemas inmunológicos. La abundancia de recetas gourmet y su guía de usos prácticos serán una ayuda inestimable para todos aquellos que deseen beneficiarse de la planta de nopal".

DAVID HOFFMANN, FNIMH, AHG,
AUTOR DE *MEDICAL HERBALISM* [HERBALISMO MÉDICO] Y
THE COMPLETE ILLUSTRATED HOLISTIC HERBAL
[GUÍA COMPLETA ILUSTRADA DEL HERBALISMO HOLÍSTICO]

Usos médicos del nopal

Tratamientos para la diabetes, el colesterol y el sistema inmunológico

Ran Knishinsky

Traducción por Paola fiora del Fabro
Dick y Carolina del Fabro

Inner Traditions en Español
Rochester, Vermont • Toronto, Canada

Inner Traditions en Español
One Park Street
Rochester, Vermont 05767
www.InnerTraditions.com

Inner Traditions en Español es una división de Inner Traditions
International

*Nota al lector: Este libro pretende ser una guía Informal. Los
remedios, puntos de vista, y técnicas descritos en él son un
complemento y no un sustituto de la atención y tratamientos
médicos profesionales. Ellos no deben aplicarse como tratamiento
de una enfermedad grave sin consultar previamente a un
profesional calificado del área de la salud.*

ISBN 978-1-59477-354-9

Impreso y encuadernado en los Estados Unidos por Lake Book
Manufacturing

10 9 8 7 6 5 4 3 2 1

Diseño de texto de Virginia Scott Bowman
Diseño de impresión de Priscilla Baker
Este libro se mecanografió en Sabon, con Avenir

Contenido

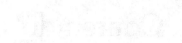

Prefacio

Usos médicos del nopal es la primera guía completa sobre los beneficios de la medicina natural del cactus nopal. En ella se sintetizan la literatura y la investigación de lo que hoy tanto científicos como herbolarios consideran una medicina maravillosa. El libro da un exhaustivo y profundo examen de la utilidad de sus usos desde la perspectiva médica, química, etnobotánica, culinaria y la del hombre común. También ofrece una introducción al desierto, cuna del cactus nopal. Y, ya sea para los paladares exigentes o los aventureros, el texto incorpora recetas con cactus. Contiene asimismo una extensa referencia y sección de notas que le permitirán acceder a las mismas fuentes utilizadas en la elaboración de este libro.

Para saber más sobre los beneficios del consumo de cactus, así como para localizar diferentes suministradores de frutas, flores y palas de cactus en su territorio por favor visite mi sito Web:

www.cactusmedicine.com

1

Medicina cactaria

*El uso de remedios tradicionales fue una práctica común y
los Seri (pueblo Nativo Americano) por lo general no tenían
explicaciones específicas de la eficacia de sus medicinas. Si se
les preguntaba porqué se usaba un remedio en particular, la
respuesta típica era "porque funciona".*
—Richard Stephen Felger y Mary Beck Moser,
*People of the Desert & Sea:
Ethnobotany of the Seri Indians*
[Gente del Desierto y el Mar:
Etnobotánica del los Indios Seri][1]

El cactus nopal ha gozado de más popularidad que ninguna
otra planta del reino vegetal. Su aspecto, forma y empleos par-
ticulares le han valido un sitial de distinción por sobre otras
especies vegetales. La antigua historia de su utilización queda
retratada en las leyendas de los Indios Americanos, y sobre
todo en la de los Aztecas, en las que el cactus nopal es una
figura central. Este cactus forma parte del escudo nacional
mexicano y en Texas su fruta ha sido coronada como planta
oficial del estado. Y para dar prueba de su perdurable popularidad también registra apariciones en Snapple Ice Tea como
té helado embotellado sabor a tuna, y como Margarita sabor
tuna en la cadena de restaurantes Chevy's Mexican.

El cactus nopal es único entre muchas otras plantas, e
incluso entre otros cactus. Pocas plantas del reino vegetal son

a la vez un vegetal, una fruta y una flor. Los conquistadores españoles de México reconocieron las bondades de los higos de nopal, por su contenido de vitamina C, una cura parcial del escorbuto que azotaba a sus marineros.[2] Cuando los españoles llegaron, puede ser que el líder azteca Montezuma II haya estado disfrutando de una agradable taza de chocolate caliente, pero es más probable que en alguna de sus muchas cocinas haya habido una bandeja con palas de cactus listas para ser servidas.[3] El nopal ha permanecido como un alimento de la dieta básica de los nativos del lado suroeste de los Estados Unidos y de los que se encuentran a lo largo de América Central y del Sur, e incluso en algunas partes de Europa y Medio Oriente.

El amplio uso y popularidad del cactus nopal radica en su capacidad de ser tanto un alimento como una medicina. La sorprendente habilidad del cactus para prosperar en uno de los habitats desérticos más áridos que existen, ha significado para los habitantes del desierto, especialmente para los del suroeste de los Estados Unidos y Centroamérica, la posibilidad de sobrevivir a un ambiente cruel. Pero el nopal no sólo se valoró como fuente de alimento y agua; también se lo aquilató por sus beneficios sobre la salud. En una época en que antibióticos como la penicilina y las vacunas eran inexistentes, el cactus era una prescripción herbaria que se recetaba a enfermos y a sanos por igual. Hoy la investigación científica está validando lo que las culturas ancestrales sabían del nopal: que es curativo.

POSIBILIDADES BOTÁNICAS

El uso de medicinas sin adulterar, no tóxicas está ganando adeptos entre científicos, médicos y el usuario común. En 1990, la Revista Médica de Nueva Inglaterra informó que más de un tercio de los norteamericanos ha consultado al menos una vez a un profesional de medicina alternativa. Más de una década después, resulta fascinante constatar la continua y creciente presencia de las terapias naturales en el tratamiento de trastornos agudos y crónicos. A pesar de la popularidad comercial de los fármacos, poco a poco los remedios naturales han comenzado a ganar un espacio en la mesita de noche.

CUADRO 1.1. ACTUAL FOCO DE LA INVESTIGACIÓN MÉDICA DEL NOPAL

Control y tratamiento de la diabetes tipo II

Util en el tratamiento de hiperlipidemias

Acción anti-inflamatoria

Util en el control de la obesidad

Investigación de propiedades antivirales

Agente potencialmente preventivo de algunos cánceres específicos

Propiedades cicatrizantes

Alivia síntomas de HPB

Durante siglos, los científicos y los herbolarios tradicionales han debatido apasionadamente acerca de cuál sería el mecanismo curativo que actúa tras la medicina botánica. En respuesta a la cada vez mayor demanda de la gente por remedios naturales, prestigiosas instituciones médicas han vuelto su atención sobre prácticas médicas alternativas como la medicina herbaria. Un creciente número de estudios publicados han ayudado a validar tanto a los agentes terapéuticos como al efecto fisiológico benigno de las plantas. Las compañías farmacéuticas; tanto las fito-farmacéuticas como las de farmacéutica tradicional, han tenido roles activos en la investigación, desarrollo y promoción de la medicamentación herbaria. Curiosamente, este renacimiento del uso herbario se debe principalmente al gran aumento de investigación científica que la institucionalidad médica está emprendiendo sobre esta materia, y no al resultado directo del movimiento herbolario tradicional.

LA HERBOLARIA TRADICIONAL VERSUS
LA CIENCIA MODERNA

Previo a nuestra actual comprensión científica del mecanismo de acción subyacente en las hierbas, los herbolarios tradicionales postulaban sus propias y soberanas explicaciones. Con frecuencia a lo largo de la Edad Media la enfermedad se atribuyó a la presencia de espíritus malignos. Las hierbas estaban supuestamente dotadas de poderes mágicos y espirituales capaces de liberar a las personas del mal, restituyéndoles la salud de vuelta. Según la definición actual, esta hipótesis nos parece un poco arcaica. Sin embargo, por siglos los herbolarios tradicionales sostuvieron que una hierba botánica consistía en una energía espiritual latente que actuaba en remplazo de una propiedad sanadora primordial. Había quienes creían que esta fuerza energética contenía la esencia de un espíritu superior. La hierba impartía su fuerza energética a la persona o animal que la consumía. La sanación ocurría entonces en dos niveles: la espiritual y la física.

Además se pensaba que la fuerza vital de una hierba era en gran parte la transmisión de una característica del entorno físico de la planta. La hierba comunicaba un poder sanador; que era reminiscencia de su especial característica y relación con la naturaleza. Por ejemplo, el cactus nopal, poseedor de cualidades adaptativas que le permiten sobrevivir en condiciones climáticas y medioambientales muy difíciles, aumentaría el nivel de resistencia a la enfermedad. Aún más, los seguidores de la Doctrina de las Signaturas, una antigua teoría que sostiene que cada planta contiene una clara seña de su uso, interpretaría las espinas del cactus nopal como símbolo de su postura defensiva, indicio de la utilidad de la planta como una sanadora de heridas.

Dado el enorme desarrollo de la medicina a lo largo del último siglo, la mayoría de los herboristas modernos han descartado estas hipótesis etéreas y asumido una compresión más científica. Otros han integrado las teorías tradicionales con una aproximación a la medicina más propia del siglo veintiuno, desarrollando una teoría científica quasi-espiritual del mecanismo de acción que opera tras la medicina botánica.

Ciertamente, la institucionalidad científica ofrece una teoría muchísimo más estructurada y basada en la evidencia para explicar el porqué del éxito de una planta en una curación. El investigador actual está equipado con una tecnología sofisticada que hace posible descubrir los agentes medicinales de una planta. Las plantas, cada una única en su tamaño, forma y constitución química, están hechas de compuestos comúnmente conocidos como *fitonutrientes* (fito es el vocablo griego para planta). La literatura científica enseña que los fitonutrientes actúan en las plantas como encimas, pigmentos, y reguladores del crecimiento, así como aquello que les confiere olor, color y sabor. También están implicados en la protección de la planta de bacterias, virus, heridas e insectos potencialmente dañinos. Y ya que estos activos químicos son responsables del mantenimiento de la vida de la planta, no es de sorprender que exhiban cualidades terapéuticas en el laboratorio y en estudios controlados con humanos. Estos compuestos ayudan en la regulación de procesos corporales vitales para sostener la salud y asisten en la lucha contra la enfermedad.

FITOQUÍMICOS Y FLAVONOIDES

Fitoquímicos

El hallazgo de los fitonutrientes, también llamados fitoquímicos, en las plantas ha sido aclamado como uno de los descubrimientos más significativos de la investigación botánica. El estudio de estos compuestos y su aplicación en la medicina ha reformulado nuestra comprensión del funcionamiento de las plantas en el cuerpo humano. Las hierbas más simples y comunes están hechas de numerosos fitoquímicos. Cada químico es parcial o totalmente responsable de una función específica. Y, de algún modo, esta diversidad y variabilidad química de los componentes dentro de la hierba más simple está deslumbrando al institutión médico pues la estructura química de las hierbas contrasta directamente con las modernas drogas producidas en laboratorio.[4] Al derivar las drogas farmacéuticas, y a diferencia de sus parientes herbáceos, estas son por lo general entidades moleculares únicas consistentes en un único químico aislado y purificado.[5]

Se piensa que la existencia de múltiples agentes dentro de una hierba determinada aporta varias ventajas. Primero, debido al amplio rango de constituyentes de una hierba, generalmente las hierbas se usan de una manera multifuncional para el tratamiento de una o más dolencias. Segundo, algunos herboristas piensan que el surgimiento de nuevas enfermedades y nichos de pacientes expande la función de algunos agentes dentro de la hierba: aquellos agentes que inicialmente pudieron haberse identificado como inactivos pueden más tarde adquirir un papel de inmensas proporciones. Tercero, se hipotetiza que los constituyentes múltiples de una hierba tienen múltiples funciones capaces de tratar la enfermedad así como a sus mutaciones evolutivas. Este último punto resulta aún controversial y es tema de debate. Con todo, la institucionalidad médica reconoce la presencia compleja y variable, a veces aparentemente inconexa de los compuestos como una característica exclusiva de la medicina botánica.

El cuadro 1.2 menciona distintos fitoquímicos en una selección de hierbas comunes y de la acción inmunológica específica producida por la hierba. A menudo existe una multiplicidad de constituyentes responsables del beneficio terapéutico total de la medicina. Para el propósito de este libro se mencionará sólo uno de cada uno.

CUADRO 1.2
FITOQUIMICOS HERBÁCEOS

Hierba	Fltoquímico	Efecto terapéutico
Hierba de San Juan	Xanthones	Parte responsable de acciones antidepresivas, antimicóticas, antivirales y diuréticas.
Equinacea	Polisacáridos	Inmunoestimulante y anti-inflamatorio suave
Gengibre	Gingerol	Tiene una potente acción cardiotónica
Extracto de Semilla de uva	Extracto Proantocianidinas oligoméricas	Tratamiento de anomalías venosas y capilar, incluyendo la insuficiencia venosa y la fragilidad capilar
Muérdago	Lecitina I	Poderoso inductor de los cytokines tales como la interleuquina 1, interleuquina 6 y factores de necrosis tumoral
Cebolla	Disulfuro de alil propilo	Activo agente que disminuye el azúcar en la sangre
Menta	Mentol	Analgésico externo
Ginseng Siberiano	Eleuterósidos	Responsable del efecto adaptogénico
Valeriana	Valepotriatos	Parcialmente responsable de efectos sedantes.

Fuente: Michael T. Murray, Doctor en Naturopatía, *The Healing Power of Herbs* [El Poder Sanador de las Hierbas], y Roy Upton, et al. *American Herbal Phramacopoeia and Therapeutic Compendium*. "St. John's wort: Hypericum perforatum" [Compendio Americano de Terapia y Farmacopea Herbaria. "Hierba de San Juan: Hypericum perforatum," Santa Cruz, 1997, 9.

Flavonoides

Hay muchos compuestos diferentes en el cactus nopal, varios de los cuales destacamos en este libro. Generalmente los compuestos mejor reconocidos del cactus son los flavonoides. Son abundantes en el cactus y constituyen un grupo de moléculas biológicas activas que según la clasificación de paraguas tienen el nombre de fitoquímicos. Bajo esta clasificación, la clase pertenece a la familia de los polifenoles.[6] Los polifenoles se encuentran en altas concentraciones en el vino, el té, la uva y una amplia variedad de otras plantas. Hasta la fecha, se han identificado a lo menos 8.000 compuestos fenólicos en una docena de subcategorías químicas.[7] Dentro de la categoría de los polifenoles están los flavonoides, de los cuales los más conocidos son los bioflavonoides (otros compuestos flavonoides biológicamente activos bastante conocidos incluyen la *catequina,* la *epicatequina,* la *epicatequina gallate,* la *epigallocatequina gallate,* y el *proanthocyanidin*).[8]

Los flavonoides le imparten a las frutas, vegetales y plantas su pigmento colorido. Son los responsables de los rojos, amarillos, y naranjos de muchas flores, incluida las del cactus nopal, y también de muchas frutas, incluyendo por supuesto las frutas de cactus. Los flavonoides también se encuentran en legumbres, granos y nueces. Las cáscaras de los cítricos son una rica fuente de compuestos flavonoides, incluyendo al *rutin* y la *hesperidina,* que son tal vez las más comunes.

En los últimos tiempos ha proliferado una extensa investigación sobre la acción biológica de los flavonoides. El siguiente es un muestreo de algunas de las aplicaciones de los flavonoides que se han descubierto más recientemente:

- Trastornos de la visión relacionados con la edad: la acción limpiadora de radicales libres de ciertos flavonoides y sus efectos inhibitorios sobre radicales libres seleccionados, son capaces de prevenir el daño del marco de tejido conectivo que rodea las paredes capilares.[9] De este modo se les atribuye a los flavonoides la capacidad de prevenir la degeneración macular y presumiblemente de combatir las cataratas por medio de su facultad de entregar sangre y oxígeno al ojo.[10]

- Antiviral, anti-inflamatorio, y antihistamínico: El consumo de flavonoides asegura la inhibición y síntesis de compuestos que promueven la inflamación de las articulaciones y músculos como resultado de fibromialgia, gota, artritis, ejercicios y alergias.[11, 12]

- Cáncer: Los compuestos flavonoídeos de algunas hierbas tales como el té verde, la soya, el extracto de pepa de uva, y el pycnogenol disminuyen el riesgo de contraer ciertos tipos de cáncer (pecho, próstata, estómago, páncreas, pulmón) debido a su capacidad de ejercer acciones antioxidativas que inhiben las acciones de las encimas pro-oxidantes.

- Cardiovascular: Los flavonoides biológicamente activos ayudan a normalizar la viscosidad plaquetaria de la sangre, permitiéndole fluir sin dificultad a través de los vasos sanguíneos. Son por ello un importante factor de nutrición en el mantenimiento de una salud cardiovascular adecuada y el control de trastornos micro vasculares.[13] Según estudios recientes, la ingesta de té, podría ayudar a las víctimas de ataques al corazón a sobrevivirlos. Esto, según un reciente artículo publicado en Mayo de 2002 y editado por la revista médica *Circulation*,[14] se debe a que los flavonoides también tienen varias aplicaciones clínicas incluyendo la de restituir el normal funcionamiento de los vasos sanguíneos. Los investigadores del Centro Médico Diaconisa Beth Israel de Boston hicieron un seguimiento de cuatro años a 1.900 pacientes que habían sufrido de ataque al corazón y encontraron que aquellos que bebían dos o más tazas de té al día reducían su riesgo de muerte en un 44 por ciento, en comparación con los que no bebían té.[15]

- Diabetes mellitus: En Europa se han usado los flavonoides para la prevención y el tratamiento de la retinopatía diabética.[16] También los usan en este tipo de alteraciones debido su capacidad para reducir el LDL colesterol en plasma unido a un efecto protector de la fragilidad capilar.

- Antioxidante: Se ha vinculado las reacciones oxidantes de los radicales libres, moléculas con electrones impares, con varias enfermedades crónicas y degenerativas incluyendo enfermedades cardíacas, artritis y cáncer, además del proceso de envejecimiento. El cuerpo humano está constantemente sujeto a ataques de los radicales libres, que pueden destruir los lípidos de la membrana celular y dañar el ADN.[17] Al verse atacado tanto por dentro como por fuera, el cuerpo crea sus propios compuestos antioxidantes, tales como la enzima *superóxido dismutasa* (SOD), que combaten los radicales libres. Sinembargo el cuerpo es incapaz de producir otro tipo de antioxidantes tales como las vitaminas C, E, beta-caroteno, y algunos flavonoides, muchos de los cuales se obtienen consumiendo varias porciones de frutas y verduras.

Los estudios experimentales con flavonoides han demostrado su capacidad para revertir el proceso oxidativo y ayudar a prevenir la formación de radicales libres.[18] Los flavonoides realizan esta tarea mediante una multiplicidad de mecanismos de acción. En la actualidad, los científicos han identificado por lo menos seis mecanismos antioxidantes posibles de los flavonoides.[19]

1. Eliminación directa de los radicales: Los flavonoides pueden actuar en cualquiera de las etapas del proceso

de desarrollo de un radical libre. Por ejemplo, pueden atrapar radicales hidroxilo.

2. Disminución de la producción de radicales: Los flavonoides reaccionan hacia los radicales peróxido atenuando su propagación y retardando el ataque de peroxidación lipidia.[20]

3. Eliminación de radicales precursores: Los flavonoides trabajan proactivamente para eliminar los precursores de los radicales libres, tales como el peróxido de hidrógeno, eliminándolos antes de que el problema se produzca.

4. Quelación de metales: Los flavonoides previenen la formación de radicales por quelación de metales de transición como es el hierro, previniendo la peroxidación lipídica inducida por hierro.[21]

5. Inhibición de la xantina oxidasa: Los flavonoides actúan como antioxidantes al inhibir las enzimas prooxidantes, como la xantina oxidasa, su exponente más representativo, que en ciertas situaciones, puede contribuir a la producción de radicales superóxidos.[22]

6. Aumento de los oxidantes endógenos: Los flavonoides elevan las concentraciones endógenas de antioxidantes (antioxidantes que produce el cuerpo), como el SOD (superóxido dismutasa), los que a su vez eliminan radicales libres o a sus precursores. Los flavonoides también sirven para inhibir los efectos dañinos de las enzimas capaces de degradar estructuras del tejido conectivo o bien prevenir su agotamiento.[23]

Ingiriendo Fitoquímicos

La mayoría de los estudios sobre el beneficio de consumir fitoquímicos implica la ingesta de comidas o plantas ricas en fitoquímicos, no de extractos fitoquímicos aislados. Por ejemplo, la mayoría de las fuentes de flavonoides activarán la misma respuesta bioquímica básica, pero en diferentes grados dependiendo de las concentraciones naturales de los diferentes compuestos flavonoides presentes en el alimento. La cantidad y calidad de cada contenido fitonutritivo dependerá no sólo de la fuente, sino también de la calidad del suelo, de la variedad de la especie, de la maduración, y de la forma de preparación. No todos los compuestos fitoquímicos nacen idénticos. Los productos del mercado variarán dependiendo del nivel y calidad del contenido fitonutritivo.

Los extractos estandarizados son sólo una forma de asegurar la calidad de una planta en términos de sus componentes activos. Un extracto estandarizado generalmente conocido como extracto de potencia garantizada, es un extracto que garantiza contener un nivel estandarizado de principios activos.[24] Cuando se certifica el contenido de los compuestos activos se está dando el mayor grado de consistencia y seguridad de la calidad por cápsula o toma. Por el contrario, un extracto por separado no asegura que se encuentre aislado de los denominados elementos inactivos. Un extracto estandarizado de flor del nopal con un contenido de polifenoles, digamos a un 12 por ciento, aún contiene todos los elementos sinérgicos que potencian la función del ingrediente activo. Este es uno de los beneficios de comprar el extracto estandarizado de una planta. La toma oral de la hierba en bruto o su extracto estandarizado en un lecho es preferible al consumo del extracto aislado.

La investigación ha demostrado que la combinación de la totalidad de los ingredientes de un alimento puede ser más efectiva que un único fitoquímico. Ejemplo de ello es la vitamina C más flavonoides, que puede ser más efectiva que el compuesto en forma separada.[25] Esta es la razón por la cual algunos naturópatas sugerirán beber el té de flor más que consumir un extracto de flavonoide puro, aislado, elaborado a partir de los pétalos de la flor. La absorción y metabolismo de los flavonoides puede depender de los componentes naturalmente presentes en otros alimentos. A modo de ilustración: el alcohol del vino tinto, puede volver a los flavonoides biológicamente más activos de lo que habrían estado sin la presencia de alcohol. El mismo concepto se aplica a las tunas. Consumir néctar o jalea de tuna es preferible a ingerir un extracto aislado de flavonoides o pectina de la fruta debido a que los otros compuestos presentes ejercen un efecto sinergético.

Prescripción de Fármacos Herbarios

La historia de la farmacología clínica se caracteriza por el avance gradual en seguridad, eficacia, selectividad, y utilidad de un único químico. Algunos críticos consideran estos avances como demasiado costosos, y los desaprueban diciendo que no tienen ninguna diferencia significativa con el agente original. Sin embargo, las compañías farmacéuticas argumentan que las nuevas medicinas que se obtienen en este proceso evolutivo tienen ventajas en términos de ahorro de costos, mayor satisfacción de los pacientes, docilidad y eficacia.[26]

A pesar del gran contraste entre los multicomponentes herbáceos y su contraparte, los componentes sintéticos únicos, los ingredientes herbáceos activos se han abierto camino dentro de la farmacopea autorizada de la FDA.* Los fitonutrientes botánicos se han estandarizado y en algunos casos sintetizado.[27] Resulta sorprendente constatar que un cuarto de todas las prescripciones de medicamentos vendidas en los Estados Unidos contienen constituyentes activos extraídos de plantas. De hecho, la Organización Mundial de la Salud señala que de los 119 medicamentos farmacéuticos derivados de plantas, un 74 por ciento aproximadamente es usado por las medicinas modernas en formas perfectamente homólogas al uso medicinal tradicional que le asignan las culturas nativas.[28] Más aún, se estima

---

*Siglas de Food and Drug Administration, equivalente en otros países al Ministerio de Salud. (N. del T.)

que en Estados Unidos se venden cerca de $11.000 millones de dólares en medicamentos hechos a base de plantas, y en el ámbito mundial unos $43.000 millones.[29]

Ejemplos de compuestos aislados y purificados derivados de plantas son muchos; he aquí algunos de ellos:

- Colchicina, usada para tratar el ataque de gota, es una droga extraída originalmente del azafrán croco, *Colchicum autumnale*.[30]
- Digoxina, usado para tratar deficiencias cardíacas congestivas, es una droga extraída originalmente de la dedalera, *Digitalis lanata*.[31]
- Morfina, una droga cuyo uso clínico se aplica esencialmente para la mitigación de dolores severos y moderadamente severos, se la extraía originalmente de la adormidera, *Papaver somniafera*.[32]
- Reserpine, prescrita para la hipertensión media a moderada, se desarrolló originalmente a partir de la rauvolfia, *Rauvolfia serpentina*.[33]

Incluso algunas medicinas informales, como las que se usan para el sueño, el resfrío, el dolor de cabeza, la pérdida de peso, la constipación y la nausea, contienen compuestos botánicos farmacológicos activos. La mayoría de la gente no se da cuenta al comprar estos productos de lo que contienen, porque comúnmente las plantas son mencionadas bajo sus difíciles nombres latinos; lo que disuade a un examen más atento.

¿Qué es un cactus?

El enigma del desierto radica en la vida que contiene.
—WILLIAM G. McGINNIES, PH.D.

LA FAMILIA DEL CACTUS

Los cactus pertenecen a una familia de aproximadamente 350 plantas de flor. El cactus es uno de los miembros más jóvenes de esta familia y, debido a su flor en forma de rosa, se piensa que probablemente podría venir de la familia del rosal.[1] Y aunque a través de sus espinas y su textura áspera no se note el parecido, cuando la planta está en plena floración, si se aprecian las similitudes.

Dependiendo de su patrón de crecimiento, la familia del cactus se divide en tres subfamilias. Estas a su vez, se dividen en especies. La familia del cactus contiene unas dos mil especies comprendidas en noventa y cinco géneros o grupos principales. El número de especies y sus respectivos nombres han ido cambiando a medida que los científicos descubren nuevas propiedades en la familia del cactus.

Al cactus se le conoce en la literatura científica como *suculenta*. Este término resulta familiar pues una de las hierbas más famosas de la industria de productos naturales, el aloe vera, pertenece al mismo grupo. Una planta succulenta es una planta de desierto con gran poder de adaptación a la pérdida de agua. En otras palabras, el cactus almacena líquido como una esponja para proteger su provisión de agua. Debido a que el hábitat del cactus sufre sequías periódicas, la planta depende de su reserva de agua cuando este elemento escasea.

El cactus absorbe agua mediante una extensa red de raíces que crece casi expuesta a la superficie y que está siempre preparada para la absorción de agua, lluvia e incluso niebla. En el duro hábitat del desierto, resulta imperativo que una planta pueda reabastecerse de la manera más rápida y eficiente posible.[2] El agua o humedad absorbida es transportada a las células almacenadoras de la planta donde el cactus la transforma químicamente en una sustancia viscosa que no se evapora tan fácilmente como la savia aguada y ligera que se encuentra en plantas de gran follaje.[3]

El tallo del cactus posee una gruesa cobertura encerada que le ayuda a sellar la humedad previniendo la evaporación. Como consecuencia de esto, las palas del cactus se hinchan cuando están almacenando agua en abundancia. Las palas se vuelven a contraer en épocas de sequía en que el cactus sobrevive exclusivamente de su reserva de agua. Esta planta puede ser una preciada fuente de líquido durante una emergencia en el desierto.

TODO CACTUS TIENE SUS ESPINAS

La mayoría de los cactus tiene espinas. Si no ha hecho la constatación, bastará con tocar sólo algunos para darse cuenta de esto. En algunos casos, un ligero roce puede remover las espinas, en otros, sólo se puede arrancar las espinas con gran esfuerzo. Si alguna vez le toca ser el desafortunado receptor de un pinchazo de espina de cactus, no se preocupe, no tendrá más daño que un ligero dolor. Espinas venenosas de cactus no existen. De hecho, si se pincha, lo más probable es que tenga que curar la herida con la misma pala de cactus de donde salió la espina.

Las espinas del cactus son nada menos que hojas modificadas, producto de diversas funciones adaptativas. Una espina puede ser dura, suave, curva o en forma de gancho, redonda, recta, fina como el papel, como un pelo o incluso como una pluma. Se las conoce principalmente por ser un elemento disuasivo para animales sedientos o curiosos, pero las espinas no son exclusivamente una defensa. También pueden ser un medio para transportar a la especie a otro escenario. Una espina alojada en un ser humano, es la forma que tiene el cactus de "pedir un aventón". Cuando una persona desprende y descarta una espina en otra locación, esa espina echará raíces y se transformará en una nueva planta.[4]

Las espinas le proveen al cactus sombra abundante y le sirven como puntos de irradiación del calor. Gracias a esto, la temperatura del cuerpo de la planta baja 10 grados, y una diferencia de 10 grados en el desierto es crucial. Las espinas también sirven para desviar los vientos que en su paso resecan la superficie de las palas. Los cactus prefieren criar espinas a criar hojas porque las hojas, a diferencia de las espinas, absorben las reservas de agua de la planta sin contar con ninguno de los beneficios mencionados anteriormente. Las espinas del cactus son un ejemplo del desarrollo evolutivo de las plantas.

NINGÚN OTRO NOMBRE SALVO OPUNTIA

Opuntia streptacantha, Neomammillaria micocarpa, Coryphan-tha vivipara, Ferocactus viridescens. En caso de que se esté preguntando, estos son los nombres latinos usados por los botánicos para identificar diferentes tipos de cactus. El nombre científico de una planta se construye igual que el de una persona con la diferencia que el apellido de la planta va primero. Por ejemplo, el apellido del cactus nopal, es *Opuntia*. El apellido del cactus gigante es *Cereus*, y el apellido del cactus erizo es *Echinocereus*.

El tipo de cactus que nos interesa es el grupo de los *Opuntia*. Más que ninguna otra en la familia del cactus, este grupo posee el mayor número de especies y el mayor número de variaciones en forma, tamaño, coloración y patrones de crecimiento. Los miembros del grupo *Opuntia* no requieren de cultivo o sistema de irrigación, y pueden soportar los drásticos cambios climáticos. Las dos ramas principales en el género de los *Opuntia* son el Nopal y las Chollas. El cactus Nopal se distingue por sus tallos aplanados (llamados palas) que van naciendo de un tallo anterior.

La clasificación de una planta no se basa en sus individualidades o diferencias sino en los rasgos comunes que esta posee con otros miembros de la familia. Una característica común del grupo Opuntia es que poseen mechones de pelillos o cerdas que crecen en la superficie de cada verruga. Son las llamadas *gloquídeas.*[5] Un opuntia podrá no tener espinas, pero estará cubierta de gloquídeas. Aunque las gloquídeas llegan a ser tan finas como el pelillo en la piel de los duraznos, son muy espinosas al tacto y muy difíciles de remover, quizás más que una verdadera espina.

Una gran diferencia entre las dos familias de opuntia radica en la forma en que las palas se unen entre sí. En el caso del cactus nopal, la planta desarrolla una red fibrosa que sostiene y da forma a las palas. En el caso del cactus Cholla, cada pala está provista de un tallo interno resistente como la madera que hace que las palas sean casi imposibles de cortar.

Otra gran diferencia es lo comestible que las frutas de ambas variedades puedan ser. Mientras la fruta del nopal es sabrosa y agradable, parecida a la sandía, salvo que con pulpa y unas pequeñas semillas negras, el sabor de la fruta del cactus cholla es, por decirlo de alguna manera, abominable.

Finalmente, otra diferencia entre las dos familias de cactus es la composición de las palas. Las palas del nopal contienen un jugo amargo y algo viscoso que se puede extraer o absorber del interior del tallo. Como se ha dicho antes, esta sustancia líquida puede usarse como agua en caso de emergencia o como un agente de propiedades sanadoras. Las palas de la cholla, en cambio, debido al duro tallo interior, no cuentan con jugos mucilaginosos ni propiedades sanadoras.

EL HOGAR DEL CACTUS NOPAL

El increíble poder de adaptación y longevidad del cactus nopal, lo ha hecho extenderse a más lugares que ninguna otra planta de la familia del cactus. El nopal puede crecer en pampas o pastizales, en zonas frías de alta montaña, en junglas, áreas sub-tropicales, zonas costeras o en áreas desérticas o semi-desérticas.

Tal vez el lugar en donde más se le identifica es en el desierto. Después de todo, si se piensa en el desierto lo imaginamos con un cactus. Y viceversa, si imaginamos un cactus siempre lo pensamos en un desierto. Lo que sigue siendo un misterio es cómo el desierto puede sustentar vida animal y vegetal. La mayoría de las personas posee un conocimiento muy rudimentario del desierto. Sus visitantes esperan encontrar una tierra árida, arenosa, inhabitable, sin lluvia y sin vida, similar al desierto del Sahara. Sin embargo, la mayoría de los desiertos del mundo son más como un jardín botánico.

El desierto de Sonora, ubicado en el suroeste de los Estados Unidos, es una de las locaciones más conocidas y populares del cactus nopal, y una vibrante extensión vida. En una superficie de miles y miles de kilómetros cuadrados de valles y plateaus, el vasto suelo del desierto se cubre de una capa uniforme de piedras del tamaño de un huevo. Montañas llenas de riscos son el fondo de una amplia muestra de botánica del desierto que incluye distintos tipos de cactus, árboles y arbustos. La variedad de color de cada especie es enorme, tanto que es frecuente ver en un sólo kilómetro de desierto intacto, una gama de mas de veinte o treinta colores diferentes. Hay partes del desierto Sonora similares a una jungla, con plantas que se contornean entremezclándose en un opulento despliegue de follaje que captura la imaginación del visitante. Algunas de estas plantas parecieran haber sobrevivido desde hace tiempos antaños a la era pre-histórica.[6]

Aún hoy, los científicos no saben cómo o porqué hay vida en el desierto. Nuestras nociones de lo que habita en el desierto, sus formas y modos de funcionamiento, se basan en la experiencia y las observaciones realizadas en climas tropicales o templados.[7] Cuando por primera vez los científicos estudiaron la vida desértica, con sus plantas y animales, se generó mucha confusión y sorpresa. Las plantas desérticas, y en especial los cactus como el nopal, funcionan y crecen como cualquier otra planta del reino botánico. Generan su propio alimento y controlan su propia reproducción y crecimiento.[8] Tienen además la capacidad de adaptarse al ambiente en que viven.

Irónicamente, aunque el nopal es el cactus que crece en más lugares en el mundo, es también el de más corta vida. Ningún cactus nopal sobrepasa los veinte anos. Pero, a pesar de su breve existencia, el nopal es de rápida propagación, desarrollándose y regenerándose fácilmente a partir de sus palas, raíces o semillas.

El cactus nopal es el ejemplo viviente de una especie que ha sobrellevado uno de los procesos evolutivos más radicales al entrar al territorio desértico, adquiriendo con ello, características que le han permitido su reproducción y sobrevivencia. El nopal es considerado por algunos botánicos como uno de los cactus más fuertes y adaptables de su reino.[9] Más aún, el cactus nopal es una planta perenne, lo que significa que puede crecer durante todo el año. Se cultiva en el mundo entero, en lugares tales como África (incluyendo territorios como Marruecos o Sud África), Italia, Israel, los Estados Unidos de América, México, Colombia, Brasil, Perú, Bolivia, Chile y Argentina, el nopal está en todos lados. Y como tal, ha sido fuente creciente del estudio y la investigación científica tanto en el área alimenticia como en el de la medicina.

Partes sanadoras del cactus nopal

Una vieja arriba de un cerro lanzando tortillas . . .
—ADIVINANZA MEXICANA QUE DESCRIBE LA
FORMA DEL CACTUS NOPAL

El nopal se diferencia de los demás cactus, y de hecho de todas las otras plantas, en que cada una de sus partes es susceptible de ser usada medicinalmente. Y, aunque es probable que usted nunca haya tenido un encuentro cara a cara con un cactus nopal, lo más probable es que haya visto uno antes. Alcanza una altura que varía desde los 60 centímetros hasta un rango máximo de 1.20 metros. La paleta carnosa, comúnmente llamada pala, es fuente de varias vitaminas, minerales y amino ácidos. La fruta del cactus —llamada tuna en el habla local, y también apodada higo de la India y pera de cactus— contiene niveles aceptables de pectina y vitaminas. Las flores que nacen de la fruta, son famosas por su alta concentración de flavonoides. En las siguientes secciones revisaremos en detalle cada una de las partes de la anatomía del nopal y sus principales usos.

PALAS DE CACTUS

El cuerpo de la planta está formado por tallos verdes, espinosos y tupidos. Los empalmes o palas, varían en tamaño y forma —algunos tienen empalmes en forma de cola de castor y pueden ser del tamaño de una oreja humana, mientras que otros pueden ser del grueso de un libro de cuatrocientas páginas. A veces estas junturas o palas, sin importar su forma, crecen hacia el cielo. Otras, yacen en tierra, formando una alfombra en el desierto. Las palas son de un color verde uniforme, aunque con tonalidades que van desde un suave verde pálido hasta un violeta ligero.

Contenido Vitamínico y Mineral

Las modestas palas del cactus nopal son un almacén de nutrientes: tienen una saludable dosis de minerales como potasio, magnesio, calcio, y hierro,[1] y una cantidad considerablemente alta del antioxidante básico vitamina A (en forma de beta-caroteno) y antioxidante vitamina C. Los antioxidantes son agentes que refrenan las nocivas consecuencias de las reacciones oxidativas en el cuerpo. La ingesta diaria de antioxidantes ha demostrado ser efectiva para la prevención de la oxidación del colesterol arterial y revertir el daño causado en las arterias. En el capítulo 5, se explora el papel de los antioxidantes en relación al aumento del colesterol de los lípidos del plasma.

Amino Ácidos

Las palas también contienen una amplia gama de amino ácidos, los ladrillos constructores de las proteínas, incluyendo a los ocho amino ácidos esenciales no producidos por el cuerpo. Debido a que las proteínas están involucradas en una multiplicidad de interacciones químicas del cuerpo, el beneficio de consumir amino-ácidos es enorme. No hay un recurso vegetal, fuera del nopal, que entregue una cantidad tan elevada y amplia de compuestos amino ácidos. Su provecho como alimento nutritivo, alto en fibra y bajo en grasa se amplifica todavía más gracias a su único y exquisito perfil amino ácido. Vegans y vegetarianos que confían sus requerimientos proteicos a legumbres como el

CUADRO 3.1
PERFIL NUTRICIONAL
DE LAS PALAS DEL CACTUS NOPA

Calorías	16
Grasa (gramos)	indicio
Colesterol (miligramos)	0
Carbohidratos (gramos)	3.3
Fibra dietética (gramos)	2.3
Proteína (gramos)	1.2
MINERALES	
Calcio (miligramos)	163
Hierro (miligramos)	0.7
Magnesio (miligramos)	58
Fósforo (miligramos)	17
Potasio (miligramos)	319
Sodio (miligramos)	22
Cobre (miligramos)	0.06
Selenio (miligramos)	0.7
Zinc (miligramos)	0.3
VITAMINAS	
Vitamina C (miligramos)	13
Tiamina(miligramos)	0.01
Riboflavina (miligramos)	0.04
Niacina (miligramos)	0.5
Vitamina B6 (miligramos)	0.07
Folato (microgramos)	3
Vitamina B12 (microgramos)	0
Vitamina A (I.U.9	415
Vitamina E (A.T.E.)	0.002

Fuente: Base de datos de nutrientes, Departamento de Agricultura de los Estados Unidos.

CUADRO 3.2
PERFIL DE AMINO-ÁCIDOS
(mg/g de nopal deshidratado)

AMINO-ÁCIDOS ESSENCIALES	
Istidina	0.08
Isoleucina	2.53
Leucina	5.14
Lisina	4.50
Metionina	0.80
Fenilalanina	2.88
Treonina	1.38
Valina	4.31
AMINO-ÁCIDOS NO ESENCIALES	
Alanino	3.95
Arginina	1.26
Ácido aspártico	0.32
Cisteína	0.16
Ácido Glutamico	1.66
Glicina	4.50
Prolina	3.48
Serina	0.36
Tirosina	2.05

Fuente: Assad Kazeminy Ph.D., Director de Laboratorio, "Descripción de la Muestra: Nopal Deshidratado." Muestra Streptacantha: 7/07/1994 proporcionado por Cactuslife.

poroto de soya y las arvejas, encontrarán en las palas de nopal una fuente de proteínas de alta calidad.[2]

Beneficios Medicinales
Numerosos pueblos de México y de América Central y del Sur América han usado tradicionalmente las plantas medicinales

para el control de una diversidad de enfermedades incluyendo la hiperglicemia.[3] Esta tradición sigue vigente. En su edición de Marzo/Abril 2002, la *Revista de La Asociación Americana de Farmacéutica,* publicó un estudio sobre la costumbre que tienen los latinos de usar productos botánicos para regular la diabetes. Los autores del estudio señalaban al cactus nopal como a uno de los hipoglicémicos botánicos más ampliamente estudiado, más allá de su uso como una fuente común de alimento en la dieta de los latinoamericanos. Se les preguntó a los pacientes si usaban el nopal como un agente hipoglicémico, como una fuente de alimento, o ambos, la mayoría afirmó usar el nopal para ambos fines, y sólo un escaso porcentaje lo usaba exclusivamente como un alimento. La mayoría de estos pacientes aseguraban consumir nopal cada otro día. Los hacían como parte de su dieta regular o cuando sentían que sus niveles de glucosa estaban altos.[4]

Recientes estudios médicos sobre las palas del nopal han investigado y comprobado su utilidad como un remedio "antidiabético". Los estudios publicados en las revistas *Revista de Etnobotánica* y *Cuidado de la Diabetes* documentan la efectividad del uso de las palas de nopal en el tratamiento de personas con diabetes tipo II. Los resultados de los estudios son altamente positivos: el nopal tiene un efecto hipoglicémico evidente en pacientes afectados de diabetes mellitus tipo II que no sean insulino dependientes (DMNID).[5] También en estos estudios se observó una disminución de la absorción de la glucosa y un aumento de la producción de la insulina. Estudios posteriores han demostrado con éxito que el alto contenido de flavonoides de las palas contribuye en su capacidad de reducir los indeseables lípidos de baja densidad—también conocidos como colesterol "malo". El Capítulo 4, "La Conexión Cactus-Diabetes," indaga en los estudios clínicos sobre efectos antidiabéticos e investiga las diferentes especies de nopal utilizadas en el tratamiento y control de la diabetes.

Para el profesor de ciencias de la nutrición de la Universidad de Arizona, Charles W. Weber, tal vez el componente más importante del cactus sea la fibra soluble que se encuentra sobre todo en el mucílago y en la pectina.[6] El mucílago es el jugo viscoso que escurre de la pala al rebanarla. En el medio médico, esta sustancia pegajosa se conoce como *mucilaginous polysaccharide*. Esto último resulta interesante cuando sabemos que los polisacáridos son el ingrediente activo primario de otras plantas famosas por sus facultades inmuno estimulantes tales como el aloe vera, la echinacea, el astragalus, y las Setas Asiáticas.

LA TUNA

A finales del verano los tallos producen su pequeño fruto. Su tamaño y color difiere según la especie. El color de la fruta puede variar desde el verde hasta el rojo púrpura. Su tamaño suele ser más o menos regular, midiendo entre 5 a 10 cm. de largo y entre 2,5 a 5 cm. de diámetro. Se parece algo a la forma del kiwi, y viene en su propio y práctico envoltorio.

La fruta es una de las partes más sabrosas del nopal. A pesar de ser baja en calorías es capaz de satisfacer al más goloso, y por ello es ideal como bocado para quienes están cuidando los centímetros de más. Se la puede tomar directamente del cactus y comer cruda o preparada de muchas formas (ver capítulo 9 para recetas).

Cada vez es más factible encontrar tunas en los almacenes y mercados especializados dentro de los Estados Unidos. La tuna se cultiva y se exporta desde varios países como son México, Colombia, Chile, Honduras, Israel, Nicaragua, e Italia. Cuando se encuentra en el mercado por lo general la venden en sus dos formas, fresca o deshidratada.

En Israel, donde la exportación de la tuna se ha convertido en un enorme y exitoso negocio, la fruta se conoce como *sabrah.* Curiosamente, la palabra *sabrah* también designa a la persona nacida en suelo israelí. Cuenta el folclore local que al igual que la tuna, la gente en Israel es áspera por fuera pero muy dulce y suave por dentro.

Contenido Vitamínico y Mineral

La fruta está llena de cofactores que elevan la inmunidad. Contiene porciones significativas de calcio, magnesio, y potasio. También contiene una gran cantidad de compuestos antioxidantes, incluyendo a los flavonoides. Los antioxidantes son agentes que reprimen el efecto nocivo de las reacciones oxidativas dentro del cuerpo. Se ha demostrado que la ingesta diaria de antioxidantes previene contra la oxidación del colesterol arterial, revierte el daño arterial, y ayuda además a proteger del cáncer. Al igual que los tallos, la fruta contiene altos niveles de vitamina A en forma de beta-caroteno y vitamina C.

Beneficios Medicinales

Durante los últimos años, los investigadores han sometido a la tuna a un intenso escrutinio. Los científicos han advertido un nexo real entre el consumo de tuna y un efecto hipoglicémico. Los investigadores del estudio publicado por la *Revista Internacional de Farmacognosia,* descubrieron que el suministro diario de tuna arrojaba un resultado positivo en animales de laboratorio. Por ejemplo, el fruto de las especies de *Opuntia dillenii* mostraban un notable efecto antidiabético en conejos. Esta variedad de fruta producía hipoglicemia en los conejos, básicamente disminuyendo la absorción intestinal de la glucosa.

La Dra. María Luz Fernández de la Universidad de Arizona, una de las investigadoras claves en los hallazgos sobre el nopal, realiza estudios que vinculan los efectos de la dieta sobre la metabolización del colesterol. Su investigación incluye el uso de la pectina de la tuna, una substancia glutinosa que se encuentra en la fruta del cactus. Los resultados de estas

CUADRO 3.3. PERFIL NUTRICIONAL DE LA TUNA

(100 gramos = 1 fruta mediana)

Calorías	40
Grasa (gramos)	0.5
Colesterol (miligramos)	0
Carbohidratos (gramos)	9.6
Fibra dietética (gramos)	3.6
Proteína (gramos)	0.7
MINERALES	
Calcio (miligramos)	56
Hierro (miligramos)	0.3
Magnesio (miligramos)	85
Fósforo (miligramos)	24
Potasio (miligramos)	220
Sodio (miligramos)	5
Cobre (miligramos)	0.08
Selenio (miligramos)	0.6
Zinc (miligramos)	0.12
VITAMINAS	
Vitamina C (miligramos)	14
Tiamina(miligramos)	0.01
Riboflavina (miligramos)	0.06
Niacina (miligramos)	0.5
Vitamina B6 (miligramos)	0.06
Folato (microgramos)	6
Vitamina B12 (microgramos)	0
Vitamina A (I.U.9)	51
Vitamina E (A.T.E.)	0.01

Fuente: Base de Datos de Nutrientes, Departamento de Agricultura de los Estados Unidos.

pruebas apuntan a una disminución del colesterol plasmático, que a su vez se traduce en una disminución de las lipoproteínas de baja densidad.[7] Otros resultados también sugieren que la pectina del cactus nopal podría regular la respuesta corporal a la glucosa.

LAS FLORES

Durante la primavera, el cuerpo de la fruta, produce unas preciosas flores amarillas, naranjas, o rosas. Al igual que las otras dos partes del cactus, la flor contiene compuestos biológicos activos, que tienen una aplicación científica. Así como con los escaramujos de la rosa mosqueta y las flores de hibisco, los pétalos de la flor del cactus se cosechan, secan y posteriormente se venden sueltos o en bolsitas de té, cápsulas o extracto líquido.

Contenido Vitamínico y Mineral

Si comer o beber flores le parece extraño, piénselo otra vez. Lo más seguro es que Ud. ya se encuentre consumiendo flores de una u otra forma. Posiblemente las esté bebiendo en forma de té. Quienes sólo beben té ocasionalmente no saben que la mayoría de los tés saborizados contienen escaramujo de hibisco para dar color y sabor y para añadir flavonoides. Y no sólo en el té, es común usar pétalos de flores en multisuplementos y combinaciones de antioxidantes para reforzar el contenido flavonoide y potenciar el efecto de antioxidantes como la vitamina C y E. También se venden flores en la sección de comida exótica de los almacenes. Esparcir unos cuantos pétalos sobre una preparación agrega algo de color, variedad y nutrición a lo que de otro modo podría haber sido una aburrida presentación.

Beneficios Medicinales

Resulta muy seguro tocar e ingerir las flores del cactus. No se ha reportado reacciones tóxicas adversas ya sea de su uso externo o interno. Y a pesar de su larga data de uso, la ciencia ha dicho poco de sus flores. La mayoría de la evidencia que respalda su uso proceden de estudios clínicos que demuestran los efectos medicinales de su constituyente clave: los flavonoides.

Recientemente, la ciencia ha explorado más activamente el empleo de las flores del cactus en relación a molestias en personas con una hipertrofia prostática benigna, generalmente conocida como agrandamiento de la próstata. Los estudios clínicos han indicado que una preparación de flores secas de la variedad *Opuntia ficus-indica* ayuda a estos casos. Pero, hasta que no se realicen otras investigaciones adicionales que confirmen estos mismos resultados, las flores de nopal no deberían ser usadas como sustituto de otros tratamientos ya sea con medicamentos botánicos o estándares en casos de próstata agrandada. Para mayor información a este respecto diríjase a los estudios clínicos del capítulo 6 "Otros Beneficios y Tratamientos Mediante el Uso del Nopal".

◆
4

La conexión cactus-diabetes

Un estudio de Alberto C. Frati-Munari y colegas publicado en la edición de Enero de la Revista Cuidados de la Diabetes establece que una especie de cactus usada en México como alimento y remedio botánico, (Opuntia Streptachantha), vulgarmente conocida como "Nopal," contribuye de hecho a bajar el nivel de glucosa de la sangre en pacientes diabéticos.
—SCIENCE NEWS [NOTICIAS CIENTÍFICAS][1]

Hace más de treinta años los estudios etnobotánicos mexicanos ya identificaban a un grupo de plantas como las más demandadas y usadas por su población para el tratamiento de los síntomas de la diabetes.[2] Entre ellas el cactus nopal. Su presencia ubicua como alimento entre las culturas locales de todo el país además de su amplio espectro de bondades medicinales únicas la convirtieron en objeto de investigación científica.

Desde entonces, el cactus nopal ha estado bajo investigación, en estudios médicos, y análisis; en México, y en el resto del mundo. Pero, en justicia, todo empezó con la curiosidad de los científicos mexicanos por la planta que crecía en sus patios. Los investigadores mexicanos se sentían atraídos por los supuestos méritos terapéuticos de la planta en el tratamiento de la diabetes. Se cuestionaban acerca de su potencialidad para curar así mismo una serie de otros males, los que incluían alteraciones de la piel y el corazón.

Desde entonces, México ha asumido el liderazgo en cuanto a la investigación del cactus nopal como agente antidiabético. El interés de los científicos mexicanos ha encendido a su vez una motivación a nivel global por investigar sobre el cactus nopal, dando origen a recientes estudios en Europa, Medio Oriente y América del Norte. En la actualidad la investigación científica se avoca al estudio de los tres segmentos del cactus: palas, fruta, y flor.

Este capítulo incluye un conjunto de investigaciones publicadas en diversas revistas científicas de renombre mundial. Cada uno de los estudios ha sido resumido con eficacia y criticado con objetividad. También se han anotado con esmero los pie de página de todos ellos. Estos estudios examinan los efectos hipoglicémicos tanto de las palas como del fruto del nopal en animales o seres humanos con sintomatología de la diabetes clásica. Representan una profundización en la investigación sobre los efectos medicinales de diferentes variedades de cactus nopal, especialmente de la variedad *Opuntia streptacantha* (que de aquí en adelante llamaremos OS). Estas especies han sido el punto focal de la mayoría de las investigaciones sobre botánica antidiabética, aunque nuevas especies comienzan a ser incluidas por los mismos efectos terapéuticos. Otras variedades investigadas por su acción antidiabética además del nopal son la *Opuntia ficus-indica*, la *Opuntia dillenii*, y la *Opuntia fuliginosa*.

Se han eliminado selectivamente algunos pasajes de los resúmenes de las investigaciones debido a su alto grado de complejidad científica, y porque la explicación de ciertos conceptos médicos excede al propósito de este libro. Sin embargo, si está interesado en leer el estudio original publicado, le recomiendo consultar la sección de notas para una completa referencia bibliográfica.

OPUNTIA STREPTACANTHA

Efecto hipoglicémico de la *Opuntia streptacantha* Lemaire en DMNID *(Diabetes Care)*

Introducción

El propósito de este estudio fue evaluar el efecto hipoglicémico de las palas del nopal variedad *Opuntia streptacantha* (OS) en pacientes humanos con diabetes mellitus no insulinodependientes (DMNID). La investigación fue conducida por un grupo de científicos del Instituto Mexicano de Seguridad Social de ciudad de México. Los resultados del estudio fueron publicados en Enero de 1998.

Lo autores subrayan el hecho de que varios estudios anteriores habían fracasado al tratar de validar científicamente el efecto antidiabético del OS. En uno de estos estudios, el consumo de 100 grs. de tallos de nopal no modificó los niveles de azúcar en la sangre en humanos.[3] Sin embargo, los autores sostienen que el estudio muestra que el consumo de 500 grs. de tallos de OS sí tendría un efecto hipoglicémico.[4]

Materiales y métodos

Se analizó tres grupos de pacientes. Se dividió los grupos en base al tipo de medicamento que habían estado usando a lo largo de la enfermedad. Setenta y dos horas antes de iniciarse el estudio se les descontinuó los agentes hipoglicémicos, y doce horas antes se les sometió a ayuno con el propósito elevar sus niveles de azúcar en la sangre. Inmediatamente antes del experimento se limpiaron y cocieron tallos frescos y tiernos del cactus.

El estudio fue de doble ciego. Se eligió un grupo que recibió los extractos de savia fresca, y un segundo grupo, o grupo de control, al que se le dio un volumen idéntico de agua. El propósito de esto era proteger la integridad del estudio impidiendo que los investigadores influenciaran directa o indirectamente sobre los resultados. Los conductores del estudio sin embargo sí estaban al tanto de cuál era el grupo que recibiría el placebo.

El grupo 1 recibió una dosis de 500 grs. de tallos. Se les extrajo muestras de sangre cada una hora durante cuatro horas para medir los niveles de glucosa e insulina en sangre (a los 0, 60, 120, y 180 minutos). Los pacientes del grupo 2 sólo recibieron 300 ml de agua y se les extrajo muestras de sangre en la misma forma que al grupo 1. En el grupo 3 se implementó las pruebas en orden aleatorio, en intervalos de por lo menos una semana entre cada prueba. En las pruebas del grupo 3 se usó nopal y agua, y también calabaza (como un sustituto vegetal de las palas de nopal) para un tercer tipo de ensayo.

Resultados

Los autores del estudio enfatizan sobre el hecho que anteriores investigaciones ya habían demostrado que el consumo de nopal puede limitar el aumento de los niveles de glucosa en la sangre después de una carga de glucosa; pero que nunca antes se había constatado que el ingerir nopal pudiese disminuir drásticamente las concentraciones de glucosa por sí sólo. El estudio indica asimismo, que la ingesta de palas de OS sí tiene un efecto hipoglicémico en pacientes con DMNID, comprobable por la disminución significativa del nivel de glucosa en la sangre observado a las pocas horas de la toma de nopal.

Para una mejor comprensión de los resultados de estos estudios, es importante recalcar que miligramos por decilitro (mg/dl) es una unidad de medida que muestra la concentración de una sustancia en una cantidad específica de fluido. Dentro de los Estados Unidos, los resultados de las pruebas de glucosa en la sangre se expresan en mg/dl. Las publicaciones médicas y otros países usan la notación milimoles por litro (mmol/L). Según la Asociación Americana de Diabetes, el nivel normal de glicemia de ayuno en la sangre es bajo los 100 mg/dl. Una persona con prediabetes tiene un nivel de glicemia de ayuno en la sangre de entre 100 y 125 mg/dl. Si el nivel de glicemia de la sangre aumenta a 126 mg/dl o más, la persona tiene diabetes.

Los niveles basales de glucosa en sangre del grupo 1 (221.8 ± 57.8 mg/dl) y el grupo 2 (222.9 ± 57.8 mg/dl) fueron similares. En 12 de los 16 pacientes del grupo 1 se observó una disminución de los niveles de glucosa en sangre a los 60 minutos. Posteriormente se observó un descenso del nivel de glucosa en todos los pacientes a los 120 y 180 minutos. La disminución de la concentración de glucosa en la sangre fue progresiva, con un término medio ± SE de 19.0 ± 5.4, 23.8 ± 3.3, y 39.1 ± 4.9 mg/dl inferior al nivel basal a los 60, 120, y 180 minutos, respectivamente. También se percibió una caída de la glicemia.

Al administrárseles a los individuos de control, grupo 2, una cantidad de agua similar a la contenida en los 500 grs. de nopal; no se observó cambios en los niveles de glucosa en la sangre ni en los de glicemia. Las concentraciones basales de insulina del grupo 1 también disminuyeron progresivamente después de la toma de nopal. También bajaron los niveles de insulina en suero. Nuevamente, no se observó algún cambio significativo en el grupo 2.

En el grupo 3, los niveles de insulina en suero disminuyeron significativamente después del consumo de nopal. No se notaron cambios similares con las pruebas de control. De hecho, hubo un leve aumento en las concentraciones de glucosa en suero e insulina en suero luego de la toma de calabaza. No se observó cambios después de la ingesta de agua.

Aunque hubo algunos pacientes que recibieron agentes hipoglicémicos en forma oral, la influencia de un posible efecto residual de estos medicamentos en los resultados resulta insignificante por dos razones. La primera es que se retiraron los agentes setenta y dos horas antes del estudio, y segundo, que en los grupos 1 y 2 se incluyó un número similar de pacientes que tomaban la misma familia de medicamentos. Más aún, se aplicó ambas pruebas al grupo 3 y los resultados de estas pruebas replicaron los resultados de los grupos 1 y 2.

Los únicos efectos colaterales indeseables tras la toma de OS fueron el aumento en el volumen y frecuencia de las deposiciones y sensación de saciedad abdominal.

Discusión

Los resultados de este estudio son consistentes con las investigaciones realizadas en animales diabéticos, no así con un estudio anterior en el que no se pudo comprobar un verdadero efecto hipoglicémico con la ingesta de nopal.[5] Como se dijo anteriormente, este último estudio se llevó a cabo en sujetos sanos que recibieron sólo 100 grs. de tallos de nopal. En todo caso, no se identificó la especie de nopal. Los tallos usados pudieron no haber sido de la variedad OS.

Los científicos proponen distintas razones para explicar la diferencia de resultados.

1. El efecto hipoglicémico se produce sólo en sujetos diabéticos o sólo en presencia de hiperglicemia.
2. En seres humanos una dosis de 100 miligramos de nopal puede ser insuficiente como para eliminar la respuesta hipoglicémica. Puede ser que ésta aparezca sólo ante dosis mucho más altas.
3. Tal vez sólo algunas variedades de opuntia tienen un efecto hipoglicémico.
4. Puede ser que el nopal tenga un efecto de fibra dietética además de un efecto hipoglicémico. Vale la pena destacar en este punto que los científicos piensan que la fibra de la dieta es lo que en ultima instancia mejora la suficiencia insulínica. Sería el componente polisacárido del cactus, (un carbohidrato indigerible), el que contribuiría por medio de una serie de complejas reacciones químicas a cambiar positivamente los niveles de glucosa y lípidos del metabolismo.[6]

Los científicos especulan que el efecto hipoglicémico de las palas de OS puede deberse a una mejor utilización de la glucosa de las células. Más aún, los resultados de estas pruebas sugieren que las palas de OS contienen uno o más elementos responsables de sus efectos medicinales en pacientes con DMNID. El artículo concluye con esta afirmación: "Estas substancias o la totalidad misma de la pala pueden ser útiles en el control de la diabetes mellitus".

Opuntia streptacantha: Un coadjuvante en el tratamiento de la diabetes mellitus (*American Journal of Chinese Medicine* [Revista Americana de Medicina China])

Introducción
Este informe es un resumen de un estudio de investigación realizado en la unidad de investigación biomédica de Medicina Tradicional y Herboristería en el Instituto Mexicano de Seguridad Social, ciudad de México, México. Se le administró diariamente a un voluntario diabético una dosis complementaria de savia de OS, hecha de palas cocidas. Mientras tanto, el paciente proseguía su tratamiento con sulfonamidas (los sulfonamidas son bacterias orgánicas sintéticas que inhiben la droga). La duración del estudio fue de ocho semanas.[7]

Materiales y métodos
El paciente era un hombre obeso de cincuenta y siete años al que se le había diagnosticado diabetes hacía ocho años. Durante esos ocho años se había sometido a tratamiento con la droga generalmente prescrita en estos casos, la clorpropamida (250 mgrs. al día).

El tratamiento consistió en una dosis oral de 200 ml de savia fresca extraída de las palas de OS, tres veces al día antes de cada comida. Durante el estudio, el paciente continuó con su tratamiento prescrito y su dieta regular.

Resultados

Los resultados obtenidos se presentan en el Cuadro 4.1. Los niveles de glicemia de ayuno e insulina en ayuno disminuyeron luego del tratamiento con palas de OS. Los científicos constataron una notable mejoría en la salud del paciente que presentaba menos síntomas que antes.

CUADRO 4.1
TRATAMIENTO DE OCHO SEMANAS
CON PALAS DE NOPAL

Hierba	Glucosa mgr./dl					Insulina U/ml				
	Ayuno	1hr	2hr	3hr	4hr	Ayuno	1hr	2hr	3hr	4hr
CONTROL	204	219	216	187	168	99	124	106	78	79
1	146	182	166	152	124	73	122	98	83	96
2	122	162	160	138	122	36	92	110	91	68
4	118	169	164	164	127	68	106	120	140	116
6	135	200	175	142	137	50	119	94	94	94
8	105	142	137	126	117	38	107	92	98	62

Fuente: Publicado en *American Journal of Chinese Medicine* [Revista Americana de Medicina China], vol. 14, nos. 3–4 (1986): 116–18.

Discusión

El estudio incluyó un sólo paciente. En circunstancias normales, se debería rechazar un estudio como este en el que el tamaño de la muestra, no nos permite deducir con propiedad ninguna conclusión consistente. Se ha incluido este estudio en el libro porque sus resultados corroboran lo observado en otras investigaciones profesionales al suministrar OS en forma oral a pacientes diabéticos. En ellos, efectivamente, se ha podido constatar un efecto hipoglicémico.

De acuerdo al mecanismo de acción de la planta, los científicos estiman que el efecto hipoglicémico podría estar relacionado con una menor captación de la glucosa en el tracto de la absorción intestinal. También podría deberse a un aumento en la capacidad de los receptores insulínicos dado el alto contenido de fibra dietaria de los palas de esta planta.

Los científicos sugieren que la savia fresca de OS puede ser útil como un recurso complementario en el tratamiento de pacientes con DMNID. Sin embargo, se debe llevar a cabo estudios adicionales con tamaños más grandes de muestra para comprender mejor los efectos de una terapia complementaria. Es importante conocer cómo funciona la terapia complementaria en géneros y grupos etarios diferentes. No es un hecho confirmado asegurar que género y edad son elementos que influyen en los resultados de una terapia complementaria.

El efecto hipoglicémico del *Opuntia streptacantha* estudiado en diferentes modelos de animales experimentales (*Journal of Ethnopharmacology* [Revista de Etnofarmacología])

Introducción

Científicos de la unidad de investigación biomédica del Instituto Mexicano de Seguridad Social de ciudad de México realizaron estudios con savia fresca de palas de cactus nopal (OS) en tres especies animales diferentes con el propósito de determinar los efectos antidiabéticos de la planta.[8]

Materiales y métodos

El éxito de estudios anteriores sobre el efecto terapéutico del extracto fresco de palas de OS en los niveles de azúcar de animales motivó al mismo grupo de científicos a llevar a cabo un estudio adicional del efecto de las palas de cactus. Los estudios usaron el mismo extracto fresco de palas de nopal en tres especies animales bajo diversas condiciones experimentales. Las tres especies animales usadas en el estudio fueron: ratas, conejos y perros..

En cada uno de los casos se sometió a los animales a un

período de ayuno de dieciocho días antes de empezar el estudio. Se realizó estudios de doble ciego. Se escogieron algunas condiciones experimentales diferentes. Por ejemplo, a los animales se les administró la savia de OS tanto en estado de vigilia como anestesiados. A algunos se les administró la savia luego de un período de ayuno, y a otros luego de haber recibido una carga de glucosa intravenosa para elevar artificialmente sus niveles de azúcar en la sangre.

Se utilizó 1 Kg de palas frescas de OS. Las palas se disolvieron sin agua, y luego la savia obtenida (500ml) se filtró cuidadosamente. Luego se les administró a los animales en forma oral en dosis de 5.0 ml/kg por kilo de peso corporal mediante una sonda plástica. Se extrajo varias muestras de sangre a lo largo del estudio y se compararon los niveles promedios de glucosa en la sangre.

Resultados

Los resultados señalan que la savia de cactus produjo efectos hipoglicémicos cuando se le administró por vía oral a animales a los que se les indujo un incremento moderado de sus niveles de azúcar en la sangre. Los resultados del estudio validaron el uso que popularmente se da a la planta para tratar los síntomas de diabetes mellitus.[9] No se produjo cambios en los niveles de azúcar en la sangre en animales con niveles normales de azúcar.

Discusión

Los autores comentan que es difícil realizar un estudio perfecto de la savia de OS o de cualquier otra droga porque la diabetes experimental a la que se induce a los animales no es exactamente igual a la condición patológica que se observa en los pacientes. En segundo término los científicos solicitaron estudios químicos analíticos para identificar los compuestos activos presentes en la savia de las palas de cactus. Debido a la falta de disponibilidad de datos publicados sobre los ingredientes biológicos activos del cactus nopal en la época en que se efectuó el estudio, los científicos no estuvieron en condiciones de identificar del todo cuál es el mecanismo que opera tras el efecto hipoglicémico de la planta.

Efecto antihiperglicémico de algunas plantas comestibles (*Journal of Ethnopharmacology* [Revista de Etnofarmacología])

Introducción

El objetivo de este estudio fue investigar el potencial efecto anti-hiperglicémico de 12 plantas comestibles. Este estudio de doble ciego se efectuó en 27 conejos sanos. Dentro de la lista de plantas comestibles se encontraba el OS.[10]

Materiales y métodos

Los animales deprivados se dividieron en tres grupos. Al primer grupo, el grupo de control, se le aplicó un test subcutáneo de tolerancia a la glucosa después de administrarles agua en forma gástrica. Al segundo grupo, el grupo de control 2, se le administró tolbutamida, un medicamento usado en el tratamiento para la diabetes de pacientes no insulino dependiente. El grupo experimental recibió la preparación tradicional de OS. Se midió los niveles sanguíneos de la glicemia de ayuno y luego en intervalos de una hora durante cinco horas.

Resultados

El extracto demostró una disminución significativa de los porcentajes de glucosa en la sangre, como lo muestra la disminución en un 17.8 por ciento en el área bajo la curva de tolerancia a la glucosa y en un 18 por ciento en el punto hiperglicémico máximo si se compara con los grupos de control.

Discusión

Los resultados positivos del estudio llevaron a los investigadores a concluir que es posible que en el futuro los pacientes diabéticos tengan la posibilidad de reducir sus actuales dosis de agentes hipoglicémicos mediante la incorporación de vegetales a su dieta. El evidente y único beneficio de plantas como el OS es que funcionan como alimento y como medicina. Los resultados de este estudio muestran que es probable que los pacientes con una forma suave de diabetes mellitus tipo II puedan obviar el uso de agentes hipoglicémicos y que controlen la glucosa en la sangre mediante dieta y/o solamente mediante la suplementación nutricional.

Influencia de la ingesta de nopal sobre diabéticos tipo II en abstinencia de glicemia y personas sanas (*Archivos de Investigación Medica*)

Introducción

El propósito de la prueba fue evaluar si el marcado efecto hipoglicémico de las palas de OS que opera en el paciente diabético también es efectivo en personas sanas. Este estudio lo dirigió Alberto Frati, uno de los líderes en el campo de la investigación sobre los beneficios terapéuticos del cactus nopal. El estudio se publicó en 1991.[11]

Materiales y métodos

A 14 voluntaros sanos y a 14 pacientes con diagnóstico de DMNID se les dio en forma oral 500 g de tallos de nopal. Se midieron los niveles de glucosa en suero e insulina al inicio del estudio, y luego, cada 60 minutos durante tres horas. Un grupo de control recibió una cantidad equivalente de agua.

Resultados

El grupo DMNID respondió positivamente a los efectos del cactus y mostró una disminución significativa de la concentración de glucosa en suero y de insulina alcanzando 40.8 ± 4.6 mg/dl y 7.8 ± 1.5 µU/ml menos que en los valores basales, a los 180 minutos. No se observó cambios significativos en el grupo de personas sanas en comparación con el grupo de control. Nota: La medida básica de insulina es Unidad de insulina (U). U-100 de insulina significa 100 unidades de insulina por milímetro (ml) o centímetro cúbico (cc) de solución.

Discusión

Pareciera ser que el efecto de las palas de OS es específicamente hiperglicémico puesto que no se observó ningún cambió hipoglicémico en el grupo control de personas sanas sino sólo en el grupo DMNID. En otras palabras, las palas de OS son terapéuticamente eficientes sólo en individuos que presentan altos niveles de azúcar en la sangre.

Más acerca del *Opuntia streptacantha*

Para no repetir información ya documentada en este capítulo, ofrecemos una lista seleccionada de otras pruebas sobre la utilidad de las palas de OS en el tratamiento de la sintomatología diabética.

- Consumir palas de OS antes de las comidas durante 10 días provoca una disminución sustantiva de 63.4 mg/dl en los niveles de glucosa en sangre.[12]
- Se encontró que ingerir palas de OS disminuye el aumento de los niveles de glucosa en sangre que se produce tanto en humanos como en animales de experimento tras una ingesta de dextrosa.[13]
- No hay una variación estacional de la acción hipoglicémica de las palas de OS. Esto implica que la planta puede ser cosechada y utilizada para el tratamiento de la diabetes mellitus durante todo el año.[14]
- La repetición de una segunda dosis de palas de OS dos horas después de la primera dosis no mejoró la acción hipoglicémica de la planta. Los niveles de glucosa en suero caen progresivamente debido a la acción de la

primera dosis. Sin embargo, no se produce un cambio notorio como resultado de una dosis adicional. [15]

- Los científicos de este estudio advierten una correlación significativa entre la ingesta de palas de OS y un efecto hipoglicémico. Sin embargo, la falta de comprensión del mecanismo que actúa tras los efectos de las dosis, les impidió demostrar un efecto directamente causal.[16]

- La acción hipoglicémica, efecto de la ingesta de palas de OS, es progresiva y se acentúa a partir de la cuarta hora. Después de la toma inicial de cactus no se observa ningún cambio significativo entre la cuarta y la sexta hora. En este estudio se cocieron y consumieron 500 g de palas de OS.[17]

- Investigaciones adicionales confirman que el efecto hipoglicémico de las palas de OS es específicamente hipoglicémico. Dicho de otro modo, no se produce un efecto hipoglicémico en los individuos sanos, a menos que haya presencia de hiperglicemia. En esta prueba, los voluntarios sanos ingirieron 500 g de palas de OS cocidas.[18]

- Este estudio de investigación se focalizó en los efectos potencialmente saludables de una versión cruda de la planta versus la de 500 gramos de palas de OS cocidas. La toma de palas cocidas provocó una disminución significativa del nivel de glucosa en suero que fue 48.3 ± 16.2 mg/dl inferior a los índices basales (después de los 180 minutos). El extracto crudo de la planta no provoca una disminución significativa de la glicemia. Tal como lo señalan otros estudios, pareciera ser que calentar las palas de OS es imprescindible para que estas tengan un efecto hipoglicémico.[19]

OPUNTIA FICUS-INDICA

El efecto del extracto deshidratado de nopal (*Opuntia ficus-indica*) (OFI) en la glucosa sanguínea (*Archivos de investigación médica*)

Introducción

El propósito de este estudio fue determinar si el extracto deshidratado de palas de OFI tenía algún efecto terapéutico sobre la glicemia. El estudio fue dirigido por investigadores mexicanos.[20]

Materiales y métodos

Se realizaron dos estudios de doble ciego. El primer estudio contó con seis pacientes con diabetes mellitus tipo II. Después de ayunar, cada paciente recibió 30 cápsulas con el contenido de 10.1 ± 0.3 g de extracto de palas de OF. Se les controló los niveles de glucosa en suero hora a hora, durante tres horas, incluyendo el tiempo que demora la administración. El segundo grupo, el grupo de control, recibió cápsulas vacías.

La segunda prueba se hizo con seis voluntarios saludables que recibieron 30 cápsulas de extracto de palas de OFI seguidas del suministro oral de 74 g de dextrosa. El seguimiento de los niveles de glucosa en suero se realizó de la misma forma que en el primer grupo. Un grupo de control recibió también 30 cápsulas vacías.

Resultados

Los resultados del test fueron negativos. El extracto de OFI no redujo el nivel de la glicemia de ayuno en los sujetos diabéticos. Sin embargo, el extracto disminuyó el aumento del nivel de glucosa en suero, lo que ocurrió seguido de una ingesta de dextrosa. El nivel máximo de glucosa en suero fue 20.3 ± 18.2 mg/dl más bajo en la prueba con nopal que en el grupo de control. Los científicos concluyeron que el extracto deshidratado de OFI no mostró un efecto hipoglicémico consistente. No hubo cambios en los sujetos sanos.

Discusión

Debido a que la preparación de extracto crudo perdió algo de su acción hipoglicémica, los autores conjeturan que calentar los extractos o las palas enteras previo a su administración puede ser un requisito necesario para lograr el efecto antidiabético. Estos mismos científicos realizaron estudios posteriores en los que exploraron el uso de OFI crudo versus cocido para el tratamiento de la sintomatología diabética. Como se verá en el siguiente estudio, ciertas preparaciones de OFI crudo, sí resultan efectivas. Los métodos de preparación son parte integral del proceso de curación, lo mismo que el método de administración.

Efecto hipoglicémico del *Opuntia ficus-indica* en pacientes con diabetes mellitus no insulino dependientes (*Phytotherapy Research* [Investigación fitoterapéutica])

Introducción

El propósito de este estudio fue determinar si las palas de la variedad OF de cactus nopal, o bien las preparaciones crudas o cocidas de la misma, tenían algún efecto hipoglicémico en pacientes DMNID. La mayoría de las investigaciones que se han realizado sobre cactus nopal experimentan con la variedad OS. Con todo, la variedad OS es menos agradable al paladar que las variedades de OFI. Esta última especie es la que comúnmente se vende y usa como fuente comestible en México, sin embargo no se ha establecido su poder hipoglicémico. El estudio lo llevaron a cabo investigadores del Departamento de Medicina Interna del Instituto Mexicano de Seguridad Social de ciudad de México.[21]

Materiales y métodos

Se estudiaron ocho pacientes DMNID, seis mujeres y dos hombres. Sus edades fluctuaban entre los cuarenta y cinco y los sesenta y ocho años. A todos ellos se les había diagnosticado diabetes hacía, en promedio, 11.5 años antes del estudio.

Se recolectaron los palas de OFI y se los mantuvo refrigerados entre una y tres semanas antes de realizarse el estudio. Un día antes del estudio, los palas se lavaron y se les retiró las espinas y algunas cutículas. Se realizaron cinco pruebas por separado y se preparó el OFI para administrarlo de diferentes modos. Cada prueba se aplicó del siguiente modo:

1. *Palas enteras cocidas:* Se asaron las palas enteras en una parilla convencional y luego se cortaron en pedazos de 2 a 3 cm.
2. *Palas cocidas trituradas:* Después de que se cocieron las palas, se picaron en una licuadora convencional por 2 minutos.
3. *Palas crudas trituradas:* Se hizo lo mismo que en la prueba número 2 pero con palas crudas.
4. *Palas trituradas calentadas:* Después de trituradas, los trozos crudos se calentaron durante 10 minutos a 60° Celsius (140° F) antes de ser ingeridos.
5. *Prueba de Control de doble ciego:* Que se realizó con 400 ml de agua en lugar de extracto de OFI.

A cada uno de los ocho pacientes se les aplicó uno de los tests en un orden aleatorio y con un intervalo de por lo menos setenta y dos horas entre prueba y prueba. Tres días antes de las pruebas se descontinuaron los agentes hipoglicémicos. Todas las pruebas se efectuaron en la mañana con un ayuno de 12 horas durante la noche. Se extrajeron muestras de sangre (minuto 0) e inmediatamente después tuvo lugar la ingestión del OFI o del placebo. Enseguida se tomaron muestras seriales de sangre a los 30, 60, 120, y 180 minutos.

Resultados

Los niveles basales de glucosa en suero fueron iguales en las cinco pruebas efectuadas.. Se observó un descenso de los niveles de glicemia tanto con las palas enteras asadas de OFI, como con la preparación de palas crudas y la de palas cocidos. Los índices de glicemia fueron significativamente inferiores que los obtenidos en la prueba de control. Posterior a la administración de OFI los niveles de glucosa en suero bajaron hasta mínimos que oscilan entre 22.3 ± 4.4 y 25.3 ± 14.3 mg/dl por debajo de los niveles exhibidos en el minuto 0. No se observó una disminución significativa entre las preparaciones crudas de OFI frío o caliente.

Discusión

El efecto hipoglicémico producido por el OFI no parece relacionarse en este estudio con mecanismos de fibra dietaria (por ejemplo cambios en la absorción intestinal de la glucosa), esto porque los pacientes no recibieron una dosis oral dextrosa antes de que se les administrara las preparaciones de OFI.

También aquí los investigadores se refieren al hecho de desconocer con precisión el mecanismo de acción detrás del OFI, al igual que en el caso del OS. Inicialmente, los investigadores pensaron que sólo calentando las palas estas ejercerían su efecto hipoglicémico. Sin embargo, al constatarse un mismo nivel de actividad con las palas de OFI trituradas, crudas y frías que con las preparaciones calientes, la idea ya no encuentra sustentación.

Las diferencias entre los hallazgos de las distintas investigaciones podría deberse al procedimiento de homogenización. Los investigadores del último estudio piensan que la ultra homogenización probablemente rompió la estructura de las proteínas u otras substancias, mientras que una licuadora convencional, como la usada en este estudio, no lo hizo.

Evaluación de las cápsulas de nopal en la diabetes mellitus (*Gaceta médica de México*)

Introducción

Este estudio fue preparado por el mismo grupo de investigadores que realizó el estudio que se acaba de revisar sobre los efectos del OFI en la sintomatología de la diabetes mellitus. El objeto del estudio fue determinar si las cápsulas comerciales preparadas en base a palas de OFI deshidratadas tienen alguna incidencia en el manejo de la diabetes mellitus.[22]

Materiales y métodos

Se efectuaron tres experimentos por separado. En el primer estudio de doble ciego participaron 10 pacientes diabéticos en estado de ayuno a los que se les administró 30 cápsulas de nopal deshidratado. Durante las tres horas que siguieron a la toma se les midió los niveles de glucosa en suero. El grupo 2, el grupo de control, recibió 30 cápsulas placebo. Se les monitoréo sus niveles glucosa en suero de la misma forma que al grupo 1.

El segundo estudio de doble ciego se conformó de 10 personas sanas que no presentaban sintomatología de diabetes. Se formaron dos grupos. Un grupo recibió el nopal y el otro cápsulas placebo. Los científicos monitorearon los niveles de glucosa en suero.

El siguiente fue un estudio cruzado de doble ciego en el que se les suministró 10 cápsulas de nopal o bien 10 cápsulas placebo a 14 pacientes diabéticos, tres veces al día durante una semana. Se les midió los niveles de glucosa en suero, colesterol y triglicéridos al inicio y al final de cada semana. Siguiendo el mismo método, se estudiaron otros cinco sujetos sanos.

Resultados

Las cápsulas de OFI no demostraron tener algún efecto hipoglicémico. No hubo un cambio significativo en los niveles de glucosa en suero, colesterol ni triglicéridos de los pacientes diabéticos del estudio 1. Los niveles de glucosa en suero de los sujetos sanos (sujetos del estudio 2) no variaron, mientras que sus niveles de colesterol y triglicéridos disminuyeron.

Discusión

El beneficio que las cápsulas de OFI ejerció sobre la glucosa y el colesterol de los pacientes diabéticos fue discreto. A pesar de ello los autores del estudio no reconocen un beneficio práctico de las dosis y recomiendan no usar el OFI en cápsulas para tratar la diabetes.

Son varias las compañías de la industria de los productos naturales que en la actualidad encapsulan deshidratado de OFI con la finalidad de mantener los niveles de azúcar en la sangre. Y, aunque la ingesta de palas de OFI crudos o cocidos ha resultado comprobadamente beneficiosos el debate acerca de las propiedades de la fórmula encapsulada sigue en pie. Los resultados de este estudio despejan el problema. No obstante, es verdad que un único estudio de investigación no sea por sí sólo base suficiente como para descartar una potencial efectividad del OFI en cápsulas. Puede que en este estudio haya habido variables que influyeron negativamente en los resultados de las pruebas, tales como la calidad y presencia de los componentes activos del OFI, o los métodos de deshidratación.

Se requieren estudios adicionales que certifiquen la utilidad del OFI en cápsula en el tratamiento de la diabetes mellitus. Hasta entonces, no se recomienda esta presentación como primera opción para un tratamiento.

OPUNTIA FULIGINOSA

Un extracto purificado de cactus nopal (*Opuntia fuliginosa*) controla la diabetes experimentalmente inducida en ratas (*Journal of Ethnopharmacology* [Revista de Etnofamacología])

Introducción

El propósito de este estudio fue evaluar la actividad hipoglicémica de un extracto purificado del fruto de cactus nopal, utilizando la variedad *Opuntia fuliginosa* (OF). El experimento evaluó la capacidad de la planta para controlar la diabetes inducida en forma experimental en ratas. La diabetes se indujo mediante inyección intraperitoneal de streptozotocina (STZ). Los autores del estudio dirigieron el estudio desde el Departamento de Biotecnología en el estado de Michoacán, México. El estudio se publicó en 1996.[23]

Materiales y métodos

El primer grupo sólo recibió extracto de OF. El segundo grupo, inducido con diabetes, fue tratado sólo con insulina. Al tercer grupo se le administró un tratamiento combinado de OF e insulina. Parte de un segmento del estudio consistió en retirar la insulina en el grupo con tratamiento combinado, a fin de observar si el cactus nopal podía conservar por sí sólo un nivel de glicemia normal en las ratas diabéticas. Al cuarto grupo, el grupo de control no diabético, se le monitoreó los niveles de glucosa a lo largo de la duración del experimento. El extracto de OF se administró en forma diaria por medio de sonda gástrica.

Resultados

Los grupos 1 y 2, en los que las ratas recibieron únicamente extracto de OF, presentaron niveles de glucosa similares a los de las ratas con tratamiento de insulina. En el tercer grupo, los niveles de glucosa en sangre y de hemoglobina glicosilada se redujeron alcanzando niveles normales gracias a un tratamiento combinado de insulina y extracto de OF. Durante la octava semana, las ratas en tratamiento combinado presentaron hipoglicemia y entonces se les pudo retirar la insulina. A partir de ese momento, el extracto de OF mantuvo con éxito el estado de glicemia normal en las ratas. La respuesta de la glucosa en sangre a glucosa suministrada mostró que las ratas que recibieron el tratamiento combinado de insulina y extracto de OF durante siete semanas y luego exclusivamente OF, pudieron revertir rápidamente sus niveles de glucosa sanguíneo hasta igualarlos con los de ratas no diabéticas. Los niveles de glucosa del grupo de control no diabético permaneció idéntico a sus niveles iniciales.

Discusión

Los autores no identificaron el mecanismo de acción, pero concluyen que es probable que la fibra dietaria juegue un papel esencial. Citan los resultados de este estudio como muy esperanzadores y sostienen que sus resultados positivos invitan a una réplica en humanos.

Lo rescatable de este estudio es confirmar que se logra controlar la diabetes con extracto purificado de opuntia mediante dosis orales diarias en un contenido de 1 mg/kg por kilo de peso corporal.

Una nota acerca del fruto de *O. fuliginosa*

Mientras trabajó en el Instituto Politécnico Nacional de Michoacán en México, la Dra. Augusta Trejo, dirigió una serie de experimentos con la pectina del fruto de nopal y personas con diabetes. La Dra. Trejo encontró que al darles 60 mg al día de pectina de nopal (el equivalente a más o menos una gota de un gotario para ojos), los diabéticos podían disminuir su requerimiento de insulina en forma significativa. Otros tipos de pectina arrojaron casi los mismos resultados aunque administrando cantidades mucho más elevadas—en el orden de los 15 a 20 g al diarios.[24]

OPUNTIA DILLENII

Efecto Antihiperglicémico del fruto fresco de *Opuntia dillenii* de Tenerife (Islas Canarias) (*International Journal of Pharmacognosy* [Gaceta Internacional de Farmacognosia])

Introducción

La medicina tradicional de las Islas Canarias utiliza el fruto fresco del cactus nopal, *Opuntia dillenii* (OD), como un agente antidiabético. A fin de determinar si existe o no una base científica que justifique este uso popular, se evaluaron los efectos del sabroso jugo rojo en los niveles de glucosa en sangre tanto en conejos con estado de glucosa normal como en conejos con diabetes inducida mediante alloxan. Los científicos también evaluaron la toxicidad de la fruta en ratas. Las pruebas se llevaron a cabo en el Instituto de Farmacología y Departamento de Biología Celular de la Universidad de Camerino en Italia.[25]

Materiales y métodos

Se recolectó OD en el mes de Junio. La fruta se trituró sin agregar agua y se obtuvo un jugo rojo y apetitoso que se filtró y congeló hasta su posterior uso.

Se emplearon conejos machos para el estudio. La noche previa al estudio se sometió a los conejos a ayuno para establecer de este modo los niveles de glicemia a la hora cero (hora de inicio del estudio). Luego se les indujo la diabetes mellitus mediante una única inyección de alloxan. Al grupo de control se le dio un volumen idéntico de agua destilada. Los conejos permanecieron en reposo durante una semana para permitir que se desarrollase la enfermedad hasta un estado de estabilidad. Para el estudio de toxicidad se usaron ratas macho, adultas, y sanas.

EXPERIMENTO 1

El propósito del primer experimento fue evaluar la toxicidad del OD en las ratas. Se formaron 8 grupos de ocho ratas cada uno. A los grupos 1 a 4 se les dio jugo de OD en dosis únicas. Los grupos 5 a 8 recibieron una cantidad equivalente de agua destilada. Después de cada toma se observó a las ratas durante ocho horas para verificar toxicidad y se las tuvo en observación un total de siete días. La segunda parte del experimento consistió en tratar a dos grupos de siete ratas con dosis diarias de jugo de OD durante siete días. Los dos grupos de control recibieron una cantidad equivalente de agua.

EXPERIMENTO 2

El propósito del segundo experimento fue determinar el efecto del jugo de OD en los niveles de glucosa en sangre de conejos con niveles de glicemia normal y de conejos con diabetes inducida. Los dos primeros grupos de conejos sanos y conejos diabéticos recibieron un dosis única (5 ml/kg) de jugo. Sus grupos de control respectivos recibieron una cantidad equivalente de agua destilada. Luego de administrar las dosis, se tomaron muestras de sangre al inicio del estudio y luego cada treinta minutos durante cuatro horas.

La segunda mitad del experimento consistió en administrar durante siete días, 5 ml/kg de jugo al día a dos grupos adicionales de conejos con glicemia normal y diabetes inducida. Los grupos de control recibieron una cantidad equivalente de agua. Se sometió a todos los conejos a ayuno durante la noche. El día octavo se les administró otra cantidad de jugo o agua. Ese mismo día octavo se tomaron muestras de sangre al inicio del estudio, hora cero, y luego cada treinta minutos durante cuatro horas.

Se les dio 5 ml/kg de jugo de OD a conejos con niveles de glicemia normal y a otros diabéticos. Una hora después, se les dio glucosa. Al grupo de control se le dio una dosis inicial de agua seguida de una dosis equivalente de glucosa. Se monitorearon muestras de sangre de la misma forma que en el experimento 2.

Durante la segunda parte del estudio otro grupo de conejos con niveles de glicemia normal y en ayuno recibió 5 ml/kg de jugo de OD en forma oral y 60 minutos después una solución de glucosa (1 g/kg.). Un grupo de control recibió 5 ml/kg de agua, y 60 minutos después 1 g/kg de glucosa por vía intravenosa (IV). Previo a las ingesta de agua o glucosa, a la hora cero, se estableció las concentraciones de glucosa en sangre, las que se controlaron cada 30 minutos durante tres horas luego de la carga de glucosa IV.

El principal objetivo de este estudio fue comparar el efecto hipoglicémico del OD con el de la tolbutamida, una droga antidiabética usada en forma clínica. Se evaluó una dosis única de la droga (100 mg/kg diluida en un volumen de suspensión de 5 ml) bajo condiciones idénticas a las de la ingesta oral de glucosa descrita en la primera parte del experimento tres. Los grupos de control recibieron un 5 por ciento de goma arábica en suspensión.

Resultados

Los resultados de los cuatro experimentos son los siguentes:

En la prueba de alta toxicidad, todas las ratas que recibieron una dosis única de OD tuvieron una apariencia normal. No se constataron síntomas que manifestaran toxicidad.

En la prueba de mediana toxicidad, las ratas que recibieron

una dosis de 5 o 10 ml/kg durante siete días, también tuvieron una apariencia sana y activa durante todo el período de observación. No murió ninguna rata.

Experimento 2

Tras la dosis única de jugo, no hubo una diferencia significativa de los niveles de glucosa en la sangre entre el grupo de control y el grupo bajo tratamiento; tanto en los conejos con niveles normales de glicemia como en los diabéticos. Los niveles de glucosa medidos en los distintos tiempos luego del tratamiento fueron idénticos a los observados en la hora cero.

En la segunda parte del experimento, la repetición de las dosis oral de jugo fueron asimismo totalmente inefectivas tanto en el grupo de conejos con niveles de glicemia normal como en el grupo de los conejos inducidos mediante alloxan.

Experimento 3

En este experimento, la droga cruda redujo notoriamente el aumento progresivo de los niveles de glucosa, y su efecto resultó ser estadísticamente significativo durante las tres horas que duró el período de observación. El análisis global de la varianza muestra un marcado efecto terapéutico.

El OD en forma de jugo también redujo la hiperglicemia inducida por glucosa de los conejos diabéticos. El análisis de la varianza reveló un efecto terapéutico significativo así como una incidencia sobre el tiempo de tratamiento.

Experimento 4

Tal como lo preveían los científicos, la tolbutamida produjo un efecto significativo sobre los conejos con niveles de glicemia normal a los que se les había suministrado glucosa en forma oral. No se logró lo mismo con los conejos diabéticos inducidos mediante alloxan. Estos hallazgos coinciden con los mecanismos de acción propios de la droga.

Discusión

La droga redujo el aumento progresivo de los niveles de glucosa de la sangre tanto en los conejos con niveles de glucosa normal como en los con diabetes inducida mediante alloxan. El efecto antihiperglicémico fue pronunciado y perdurable, sobre todo en los animales con niveles de glucosa normal.

Los científicos concluyeron que el jugo de OD puede reducir la absorción intestinal de glucosa. Este mecanismo de acción, conjeturan, podría deberse a un compuesto oralmente activo semejante a la insulina, tal como lo señalan otros estudios sobre variedades de nopal. (Cabe advertir que al administrarse la glucosa en forma intravenosa, el jugo de la fruta resultó ser inefectivo, mientras que cuando se la administró en forma oral, sí lo fue.)

Los resultados de este estudio muestran que el fruto de OD posee constituyentes activos capaces de disminuir los niveles de glucosa de la sangre. El efecto que se observa en el laboratorio avala científicamente el uso tradicional de la droga. Vistas las características de la fruta, y la escasa toxicidad de la planta, esta fruta podría ser muy útil para combatir la perniciosa hiperglicema originada por el consumo excesivo de carbohidratos, sin las consecuencias de un efecto hipoglicémico, si se está en condiciones normales.

Los investigadores afirman asimismo que la planta podría ser usada en el tratamiento para diabéticos siempre que se administre junto a otro agente hipoglicémico, tal como lo demuestran anteriores estudios con palas de OS. Los científicos reconocen que se necesitan otras investigaciones clínicas y farmacológicas comprehensivas para identificar con exactitud el mecanismo de acción del efecto antidiabético de la fruta. Lo mismo si se busca establecer efectos de largo plazo en un tratamiento con la planta cruda.

TOXICIDAD

Ninguna de las pruebas clínicas tanto con palas de cactus como con el fruto mostró que el consumo de alguna de las tres variedades (OS, OFI, and OD) tuviesen un efecto colateral o posterior en términos de toxicidad. Un gran número de personas ha consumido tanto palas como frutas durante muchos años sin reportar intoxicación. No obstante, consumir palas frescas sin una adecuada limpieza y remoción de espinas puede convertirse en una experiencia masticable altamente desagradable.

La conexión
cactus-colesterol

Si tiene un colesterol alto, siga este consejo: consuma más tuna de cactus nopal.

—The Arizona Daily Star
[Diario La Estrella de Arizona][1]

Una gran cantidad de investigaciones científicas de alta calidad se han llevado a cabo sobre el cactus nopal y su efecto en el metabolismo del colesterol. El grueso de los estudios dedicados a investigar la conexión entre el nopal y el colesterol se ha centrado en el uso medicinal de la tuna del nopal. Abundante en antioxidantes y pectina, la tuna es una fruta popular en estudios sobre el colesterol. Este capítulo contiene un conjunto de estas investigaciones científicas. Tal como en el capítulo anterior, se ha analizado críticamente cada uno de los estudios mencionados y se han agregado los comentarios a pie de página. Se han eliminado selectivamente algunas secciones de las investigaciones debido a su alto grado de complejidad científica y porque la explicación de ciertos conceptos médicos excede al propósito de este libro. Sin embargo, si está interesado en leer el estudio original publicado, le recomiendo consultar la sección de notas para una completa referencia bibliográfica.

¿QUÉ ES LA PECTINA?

Hoy en día, los científicos postulan que la fibra dietética soluble ejerce un efecto benéfico en la disminución de las concentraciones del colesterol en el plasma y en el retardo de la absorción de la glucosa.[2] Las investigaciones incluyen un variado número de fibras que contengan pectina. La pectina ha sido objeto de un gran número de investigaciones debido a que es uno de los principales componentes de la fibra dietética.

Gran parte de la investigación sobre las frutas del nopal se inicia con la pectina. Después de todo, es uno de sus principales componentes biológicos. Sin embargo, la pectina existe en muchas otras frutas y verduras, como en manzanas, plátanos, frijoles, zanahorias, cerezas, uvas, pomelos, kiwis, limones, naranjas, la remolacha, los girasoles, y la papa. Los niveles de concentración de pectina en cada una de estas plantas y frutas es variable y también lo es su "calidad". Los estudios incluidos en este capítulo indican que la alta concentración de fibra y gelatina viscosa de la tuna del nopal producen una pectina especialmente potente. Esto convierte a la tuna del nopal en una de las frutas preferidas para reducir niveles de colesterol en la sangre.

LA FRUTA DE *OPUNTIA STREPTACANTHA*

La pectina de la tuna de nopal (*Opuntia* sp.) altera el metabolismo del colesterol hepático sin afectar la absorción de colesterol en la sangre en conejillos de India alimentados con una dieta hipercolesterolémica (*Journal of Nutrition [Revista de Nutrición]*)

Introducción

Fibras dietéticas como la pectina, la goma guar, el psyllium y el salvado de avena han probado ser útiles para disminuir el colesterol en el plasma en humanos y en varias especies animales. Sin embargo, los efectos específicos tanto en la absorción del colesterol como en la homeostásis del colesterol hepático pueden variar drásticamente, dependiendo del diseño experimental, la muestra animal, y el tipo de fibra dietética puesta a prueba. El objetivo del experimento a continuación fue investigar si la pectina derivada de la tuna nopal posee algún tipo de efecto sobre la absorción de colesterol o algún efecto sobre las enzimas responsables de la homeostasis del colesterol en la sangre. El estudio fue conducido por el Departamento de Ciencias de la Nutrición y el Programa Interdisciplinario de Ciencias de la Nutrición de la Universidad de Arizona.* Esta investigación fue en parte apoyada por una subvención de la filial en Arizona de la Asociación Americana del Corazón.[3]

Materiales y métodos

Se asignó aleatoriamente a conejillos de la India machos con un peso aproximado entre 250 a 300 gramos, en tres grupos con diferentes tipos de dieta alimenticia. Todos los animales consumieron cantidades idénticas de alimento. Todas las dietas contenían 15 grs de manteca de cerdo por cada 100 grs de porción dietética. Las dietas a las que los animales fueron sometidos fueron las siguientes:

1. Sólo la dieta basal de manteca de cerdo, sin adición de colesterol o pectina de tuna de nopal (llamada dieta LB)
2. La dieta LB con 0.25 gr de colesterol agregado por cada 100 gr de dieta (llamada dieta LC)
3. La dieta LC con 2.5 gr de pectina de tuna nopal agregados por cada 100 gr de dieta, más un agregado de

---

*Todos los siguientes experimentos con animales fueron realizados en concordancia con las regulaciones del Servicio de Salud Publica y el Departamento de Agricultura de los Estados Unidos. Los protocolos experimentales recibieron la aprobación del Comité para el Uso y el Cuidado Animal de las situaciones institucionales de la Universidad de Arizona.

celulosa que no se considera al adicionar la pectina (llamada dieta LC-P)

Después de cuatro semanas de estar sometidos a estas dietas, se les administró a los animales una dosis fatal de anestesia y se les intervino quirurjicamente para extraer el hígado y el plasma. Se aislaron de los elementos extraídos microsomas hepáticos y lipoproteinas plasmáticas respectivamente.

Luego, se recurrió a varias herramientas de análisis, incluyendo una estimación del colesterol plasmatico total y un examen cualitativo de enzima hepática.

Nota: Los conejillos de India fueron seleccionados en este y otros estudios científicos como animales experimentales, por sus similitudes con los seres humanos en términos del perfil lipoprotéico en el plasma. Esta investigación en particular, tenía como objetivos encontrar el patrón de distribución de los bolsones de colesterol libre y colesterol esterificado así como la actividad relativa de enzimas hepáticas. En síntesis, al igual que los humanos, los conejillos de India tienen altos niveles de LDL (lipoproteínas de baja densidad) y niveles relativos de HDL (lipoproteínas de alta densidad). Más aún, los conejillos de India tienen una forma de distribución del colesterol en los tejidos de todo el cuerpo similar a la de los humanos.[4]

Resultados

Los conejillos de India alimentados con la dieta basal LB (sin adición de colesterol ni pectina de tuna) presentaron las concentraciones más bajas de colesterol LDL en el plasma y colesterol hepático, seguidos de los animales alimentados con la dieta LC-P. Los niveles de colesterol plasmático de los conejillos de India con la dieta LC-P fueron un 31 por ciento más bajos comparados con los niveles del grupo de la dieta LC. Los índices anteriores corresponden tan solo al colesterol LDL en el plasma mientras que el plasma VLDL y las concentraciones de colesterol HDL no se vieron afectadas.

Las concentraciones más bajas de colesterol hepático, tanto libre como esterificado, fueron encontradas en el grupo de animales con la dieta LB. La ingesta de colesterol (dieta LC) originó un aumento de las concentraciones del colesterol hepático y la ingesta de pectina de tuna redujo estas concentraciones en forma parcial. Al compararse las concentraciones de los animales con dieta LC con el grupo con dieta LC-P, se aprecia en este último grupo una reducción de un 18% y de un 57% en los niveles de colesterol hepático libre y colesterol hepático esterificado, respectivamente. No se informó de efectos secundarios ni posteriores en este experimento.

Discusión

Los autores del estudio concluyen que la ingesta de pectina de nopal disminuye las concentraciones del colesterol hepático que afectan tanto la homeostasis del colesterol hepático como los niveles de concentración del colesterol LDL en el plasma. La explicación de porqué o cómo se producen estos cambios metabólicos aún se desconoce.

Una explicación posible del efecto hipocolesterolémico de la tuna seria que su pectina tiene la capacidad de enlazarse a ácidos biliares lo que reduciría la concentración hepática de colesterol mediante el aumento de la demanda de colesterol hepático. Otros estudios realizados en seres humanos y en ratas confirman que la pectina tiene la capacidad de reducir la absorción del colesterol. Sin embargo, estos estudios utilizaron concentraciones más altas de pectina en las dietas de las que se utilizaron en el presente estudio (2.5gr./100gr. de dieta). Otra explicación para el efecto hipocolesterolémico de la tuna nopal es que esta tendría la capacidad de producir cortas cadenas de ácidos grasos como resultado de la fermentación de sus fibras en el colon.

Los autores del estudio destacan un efecto peculiar de la tuna del nopal. Aseguran que la ingesta de pectina derivada de la tuna nopal en un 2.5 gr por 100 gr de dieta alimenticia, produciría los mismos efectos que la ingesta de pectina derivada de cítricos en un 7.5 a 10.5 gr por 100 gr de dieta alimenticia. Estos índices señalan que estas dos fuentes de pectina de la dieta alimenticia producirían resultados muy diferentes en cuanto la relación eficacia-dosis en la homeostasis del colesterol hepático.

La pectina aislada de la tuna de nopal (*Opuntia* sp.) modifica el metabolismo de las lipoproteínas de baja densidad en conejillos de India sometidos a una dieta alta en colesterol (*Journal of Nutrition* [Revista de nutrición])

Introducción

Se ha reportado en estudios que la fibra en la dieta alimenticia reduce los niveles de colesterol en el plasma al unirse con e incrementar la excreción fecal de ácidos biliares. Sin embargo, el tipo y cantidad de fibra así como la presencia de otros nutrientes en la dieta alimenticia introducen modificaciones en las propiedades bioquímicas de las fibras y sus efectos, tanto en el colesterol como en el metabolismo de las lipoproteínas. El objetivo de este estudio, fue analizar el efecto de la fibra soluble de la tuna nopal en el metabolismo de lipoproteínas de baja densidad (LDL). Bastan 60 mg de ingesta diaria de pectina de tuna para apreciar resultados efectivos en el tratamiento contra la diabetes. Este tipo de constataciones son las que dan origen a estudios como el que revisaremos a continuación.

La investigación se llevó a cabo en la Universidad de Arizona (UofA) y contó con el apoyo de subvenciones de la filial en Arizona de la Asociación Americana del Corazón y el Consejo Nacional de Productos Lácteos, más un aporte de fondos de la Universidad de Arizona.[5]

Materiales y métodos

Se asignó aleatoriamente a conejillos de la India machos a dos tipos de dieta alimenticia. Ambas dietas se prepararon a partir de un único compuesto dietético que contenía un 0.25 por ciento de colesterol recristalizado adicionado. Se diferenciaron las dietas agregando un 1.0 por ciento de pectina de tuna nopal a una de ellas.

1. La dieta llamada HC no contenía pectina de nopal
2. La dieta llamada HC-P contenía un porcentaje de 1.0 de pectina de tuna de nopal

Se determinó el nivel total de colesterol en el plasma y de triglicéridos a través de un proceso llamado análisis enzimático. Este análisis incluye el análisis del contenido de total de colesterol en el hígado y en el plasma total, VLDL, LDL y HDL.

Resultados

Al comparar los niveles del grupo alimentado con la dieta HC con el grupo de animales alimentado con la dieta HC-P se observa una reducción significativa de un 26 por ciento en los niveles de colesterol total en el plasma. No hubo diferencia en los niveles de triglicéridos entre los dos grupos de dietas alimenticias.

Se observa asimismo una disminución significativa de los porcentajes en los niveles de colesterol LDL en el plasma y colesterol HDL en el grupo de los conejillos de India alimentados con la dieta HC-P. Las concentraciones del colesterol VLDL del grupo HC-P se elevaron, aunque no significativamente. En general, los investigadores encontraron que algunos animales sometidos a una dieta alta en colesterol presentaban una mejor respuesta a la pectina de la tuna nopal, si se los comparaba con otros animales. En promedio, se observó una reducción total de un 26 por ciento en los índices de colesterol total y de un 33 por ciento en los índices de colesterol LDL y HDL en el plasma.

Tal como lo señalan muchas investigaciones, agregar pectina a la dieta alimenticia reduce los niveles de colesterol en el hígado. En congruencia con hallazgos anteriores, los investigadores de este estudio afirman que la pectina de la tuna del cactus nopal reduce en forma significativa los niveles de colesterol hepático totales, libres y esterificados, al comparárselos con los niveles de sujetos sometidos a una dieta HC.

Los animales del grupo HC-P tuvieron una disminución significativamente de un 85 por ciento en sus concentraciones de colesterol hepático total, libre y esterificado frente a sólo un 40 por ciento en los animales del grupo HC. No se reportaron efectos secundarios o posteriores en este estudio. Ver cuadro 5.1 para un resumen de los resultados en los niveles de lípidos en plasma de los conejillos de India de este estudio.

Discusión

Los autores del estudio indican que: "La pectina procedente de diversas fuentes, incluidas la cítrica o la de marcas comerciales, son eficaces en la reducción de los niveles de colesterol del plasma en muestras de animales alimentados con una dieta que contiene colesterol en rangos del 5 al 20 por ciento. Este efecto hipocolesterolémico ha sido observado incluso en sujetos con dietas alimenticias altas en grasas y colesterol. Los estudios clínicos demuestran que este efecto hipocolesterolémico se presenta también en sujetos hiperlipídicos y sujetos normales".[6]

Los investigadores determinaron que la pectina de la tuna del cactus nopal tiene un efecto hipocolesterolémico sobre lipoproteínas de alta y de baja densidad en concentraciones tan bajas de pectina como un 1.0 por ciento. En este estudio, agregar pectina de nopal a una dieta HC, dio como resultado la normalización del colesterol LDL y HDL en el plasma.

Seria de interés para futuras investigaciones observar el

CUADRO 5.1
LIPIDOS DEL PLASMA EN CONEJILLOS DE INDIA

	Dieta	
Lípidos del Plasma	HC	HC-P
	mg/100ml	
Colesterol total	89 +/- 24	66 +/- 29
Triglicéridos totales	54 +/- 14	52 +/- 23
Colesterol de lipoproteínas		
Lipoproteína de alta densidad	5 +/- 2	10 +/- 12
Lipoproteína de baja densidad	59 +/- 24	39 +/- 15
Lipoproteína de muy baja densidad	22 +/- 7	15 +/- 5

Fuente: "Pectin Isolated from Prickly Pear (*Opuntia* sp.) Modifies Low-Density Lipoprotein Metabolism in Cholesterol-Fed Guinea Pigs." [La pectina aislada de la tuna del nopal (*Opuntia* sp.) modifica el metabolismo de la lipoproteína de baja densidad en conejillos de la India alimentados con colesterol]. *The Journal of Nutrition* [Revista de la nutrición], vol. 120 (1990).

efecto hipocolesterolémico al incrementar las concentraciones de pectina de cactus nopal desde un 1.0 por ciento hasta un 5 ó 15 por ciento como se ha hecho en el estudio de otras fibras orgánicas. Se requiere de un mayor número de estudios que experimenten con concentraciones más elevadas de pectina y evalúen la relación dosis-respuesta, y de este modo poder potenciar la efectividad de los tratamientos y acortar su duración.

En cuanto a las explicaciones científicas posibles para los hallazgos encontrados, los autores proponen que el mecanismo de acción del efecto hipocolesterolémico del nopal podría ser análogo al mecanismo de acción de la droga llamada colestiramina u otras resinas que se enlazan con ácidos biliares como se consigna en otros estudios clinicos con animales.

Más sobre el *Opuntia streptacantha*

- Otros estudios realizados con conejillos de India han demostrado que la ingesta de pectina derivada de la fruta del cactus nopal produce una reducción significativa del colesterol LDL en el plasma en animales alimentados con una dieta alta en colesterol (hipercolesterolémica). Esta reducción en el colesterol se produce debido a la incrementación en la expresión de receptores hepáticos apolipoproteínicos B/E y la incrementación catabólica de mediadores receptivos LDL.[7]

- La composición LDL es modificada a través de la ingesta de fruta del nopal. El incremento en la capacidad receptora de apolipoproteínas B/E producido por la ingesta de pectina del nopal representa un cambio metabólico importante y central a través del cual la tuna nopal logra modificar la composición LDL y reducir la concentración de LDL en el plasma sanguíneo.[8]

LA FRUTA DE *OPUNTIA DILLENII*

Efectos de los extractos de cactus y de jengibre usados como antioxidantes en la dieta alimenticia sobre oxidantes reactivos y los niveles lipídicos del plasma (*Food Science Biotechnology* [Biotecnología de las ciencias de la alimentación])

Introducción

Muchos científicos han afirmado que una dieta rica en antioxidantes tales como el ascorbato, el tocofenol y los carotenoides de frutas y verduras pueden ayudar a proteger a las células del deterioro producido por estrés oxidativo y fortificar los mecanismos de defensa contra las enfermedades degenerativas.[9] Los autores de este estudio destacan que la tuna de cactus nopal se consume por sus carbohidratos y sus vitaminas desde hace mucho tiempo en numerosos países y se come en mermeladas, jaleas y jugos en México y Japón. Los autores señalan que es conocido el hecho de que el cactus Opuntia dillenii (OD) que crece en la isla de Jeju es rico en fenoles y flavonoides. Estos componentes tienen propiedades anticarcinógenas, antioxidantes, detoxificantes y anti-mutagénicas.[10]

Motivados por la investigación sobre el uso del cactus como antioxidante y sus efectos sobre los lípidos de la sangre, los científicos del presente estudio se propusieron evaluar con mayor profundidad el rol del extracto de cactus OD como medicina. El objetivo específico de este estudio fue el investigar los efectos del extracto de ethanol del cactus y del agua de catus en antioxidantes reactivos y niveles lipídicos en plasma de ratones. El estudio a continuacion fue desarrollado en la Universidad Nacional de Chonnam, en Korea.[11]

Materiales y métodos
Las muestras de cactus Opuntia dillenii (OD) fueron obtenidas en mercados locales de Youngam kun en Chonnam, Korea, y también en la isla de Jeju. Se generaron dos tipos diferentes de extracto de cactus: extracto de cactus en una base de agua destilada (denominado CWE) y extracto de cactus en una base de disolvente etanólico (denominado CEA).

Se utilizaron ratones de entre cuarenta y cinco y cincuenta semanas de edad. Los ratones se distribuyeron en cinco grupos de seis animales cada uno (grupo control, grupo extracto agua, o grupo extracto etanol, de cactus o de jengibre). Se les suministró a los roedores dosis de 600 mg/kg al día en forma oral por un período de 10 días. El día número 11, se les extrajo muestras de sangre.

Para observar el efecto del extracto de cactus en los niveles lipídicos en el plasma de los roedores, se midieron los niveles de TG, TC, HDL, LDL, y VLDL (triglicéridos, colesterol plasmático total, lipoproteínas de alta densidad, lipoproteínas de baja densidad y, lipoproteínas de muy baja densidad).

A continuación, se analizaron las muestras de sangre mediante cuatro análisis bioquímicos cualitativos independientes, para determinar la actividad antioxidativa. Las pruebas se realizaron bajo un percentil de validez de 95 por ciento, (porcentaje estadísticamente significativo para probar la validez de una variable experimental).

Resultados

En el primer análisis bio-químico, se estimó que ambos tipos de extracto de cactus tenían la capacidad de proteger de los antioxidantes reactivos. El extracto CWE, hecho con agua destilada, se mostró más eficaz en las actividades de barrido que el extracto hecho con disolvente etanólico. El extracto de cactus se mostró en general más eficaz en las actividades de barrido contra los radicales hidroxilos que el extracto de jengibre. En cambio, la actividad de barrido contra el superóxido fue similar para los dos extractos.

De acuerdo con los análisis bioquímicos del colesterol, los niveles de TC, TG, LDL Y VLDL disminuyeron significativamente con los extractos de cactus mientras que no hubo una disminución significativa con los extractos de jengibre. En el caso especifico de los niveles HDL en el plasma, el grupo tratado con extracto de cactus no presentó un incremento significativo cuando se le comparó con el grupo control. El cuadro 5.2 muestra comparativamente los efectos del extracto de cactus en los niveles del colesterol plasmático en los ratones del grupo experimental y en los del grupo control.

El cuadro 5.2 muestra una reducción significativa de los valores TC, TG, LDL Y VLDL en el grupo de ratones tratado con extracto de cactus comparado con el grupo control.

Discusión

Los autores del estudio concuerdan con el conocimiento general que dice que cuando las lipoproteínas LDL se oxidan y se

CUADRO 5.2

EFECTOS DEL EXTRACTO DE CACTUS EN LOS NIVELES
DE COLESTEROL PLASMÁTICO EN RATONES

Colesteroles (mg/dl)	Control	Cactus (OD)	
		Extracto de agua	Extracto de etanol
Triglicéridos	130.80 +/- 5.67	113.40 +/- 7.83	116.80 +/- 5.72
Colesterol plasmático Total	197.60 +/- 3.05	186.80 +/- 6.05	187.60 +/- 3.51
Lipoproteínas de alta densidad	35.40 +/- 4.04	40.0 +/- 1.58	41.40 +/- 2.07
Lipoproteínas de baja densidad	136.04 +/- 4.23	123.92 +/- 4.17	122.84 +/- 4.17
Lipoproteínas de muy baja densidad	26.16 +/- 2.16	22.28 +/- 0.96	32.36 +/- 1.14

Se alimentó a ratones de entre 45 a 50 días de edad en forma oral con extracto de cactus en dosis de 600 mg/kg/cabeza, administrada una vez al día durante 10 días. Fuente: "Effects of Cactus and Ginger Extracts as Dietary Antioxidants on Reactive Oxidant and Plasma Lipid Level," [Efectos del extracto de cactus y del gengibre como antioxidantes de uso diario sobre oxidantes reactivos y nivel de lípidos en el plasma]. *Food Science & Biotechnology* [Ciencia de las comidas y la biotecnología], vol. 9, n° 2 (2000): pgs. 83–99.

acumulan, estrechan las paredes arteriales promoviendo la aparición de arteriosclerosis en los humanos.[12] A partir de este estudio se esperaba predecir por lo tanto, que los extractos de cactus y de jengibre reducen el proceso de oxidación de las lipoproteínas LDL y, poder así, intervenir en los niveles de colesterol en el plasma. Si bien esto fue verdad en el experimento, los científicos aún no han hallado una explicación de cómo ocurre este mecanismo en el metabolismo. Los autores han llegado a hipotetizar que la reducción del colesterol en el plasma puede deberse a dos posibles factores: una disminución de las distintas transformaciones químicas del contenido colesterólico y el evitar la oxidación de las lipoproteínas LDL producida por antioxidantes reactivos. También podría deberse a un incremento de la capacidad catabólica del colesterol por medio de antioxidantes en la dieta alimenticia.

En conclusión, los investigadores sugieren que los resultados de su estudio comprueban que los suplementos alimenticios a base de extracto de cactus pueden desempeñar un papel importante en cuanto a antioxidantes naturales. Estos extractos pueden incluso tener un efecto positivo en los niveles de lípidos en la sangre ya sea en forma directa o indirecta.

TOXICIDAD

La tuna de cactus no es tóxica. No hay ningún estudio que señale alguna reacción tóxica, ya sea aguda o crónica, debido al consumo de tuna o de algún producto derivado de la fruta. Puede ser que el consumo de una gran cantidad de fruta (digamos 30 ó 50 tunas al día) produzca estreñimiento debido a la gran cantidad de semillas que contiene. Pero ni siquiera todas las personas que consuman esta gran cantidad de fruta presentarán este efecto secundario momentáneo.

SUMARIO

Los efectos de la pectina de la fruta del cactus nopal han sido estudiados en seres humanos y se ha demostrado su beneficio en la respuesta de la glucosa y de los lípidos del plasma en pacientes no diabéticos.[13] Tal como se demostró en uno de los estudios anteriormente mencionados, los sujetos disminuyeron significativamente los niveles de colesterol en el plasma y los índices de glucosa, después de tan sólo ocho semanas consumiendo 9 gr de pectina diaria, en comparación con el grupo placebo.[14] Otros estudios en animales no incluidos en este capítulo, demuestran que el consumo oral de pectina de la tuna de nopal tiene un efecto directo en la reducción de la arteriosclerosis.[15] Otros estudios clinicos también comprueban que la ingesta de pectina reduce en forma efectiva los índices de concentración de colesterol LDL del plasma sin afectar los niveles de colesterol plasmático HDL o la concentración de triglicéridos. [16,17,18,19]

Si bien todavía se desconocen los mecanismos que producen los cambios en el metabolismo al consumir pectina de nopal, los resultados siguen siendo contundentes: una reducción significativa en los niveles de colesterol hepático del consumidor.

Se puede concluir entonces que existe un beneficio general para la salud al consumir fibras solubles en la dieta. Sin embargo, los estudios indican que la pectina de la fruta del cactus nopal tiene efectos farmacológicos especialmente notables. Esta fruta merece la atención que se le ha dado y, aun más, puede ser una clave en la reducción en la incidencia de algunas enfermedades degenerativas tales como la diabetes y algunas afecciones coronarias.[20] Como mínimo, la tuna del nopal puede ser usada en tratamientos preventivos y como un suplemento antioxidante.

◆ 6

Otros beneficios y tratamientos con cactus nopal

Ya en la época de los Aztecas, antes de que los españoles llegaran a conquistar México, se decía que el nopal era bueno para todo tipo de enfermedades.

—Dra. Maria L. Fernandez[1]

El cactus nopal tiene una larga tradición medicinal no sólo en su uso para el control de la diabetes, en cuanto a otras aplicaciones. Este capítulo contiene información acerca de enfermedades periféricas cuya sanación se atribuye al nopal. La mayor parte de la información recopilada proviene de fuentes etnobotánicas basadas en la larga data de uso de la planta. Hacemos notar que la mayoría de las curas consignadas en este capítulo no han sido comprobadas por la investigación clínica. Ello no debe desmerecer el potencial del cactus en el tratamiento de enfermedades agudas auto-limitantes como las que veremos a continuación. En todo caso, en el tratamiento de enfermedades crónicas, no se debería reemplazar a los medicamentos por el cactus, sin que antes la evidencia clínica respalde plenamente su uso.

Lo que viene a continuación es una compilación de los usos medicinales básicos que durante generaciones se le ha dado al opuntia. Algunas de las afirmaciones son mera anécdotas, la mayoría de ellas se han traspasado a lo largo de la experimentación y el uso asiduo, y han sido incluidas con el propósito de presentar al lector una visión objetiva de las creencias y prácticas en torno al uso de esta planta por diferentes comunidades globales.

MUY PARECIDO AL ALOE VERA

Poca gente sabe que el cactus nopal y el aloe vera tienen mucho en común.Tanto las palas del nopal como las hojas de aloe vera, son las plantas de aplicación tópica más usadas. Se cree que la pala de nopal fileteada es una cataplasma absorbente altamente efectiva. Al igual que el aloe vera, se aplica colocándolo directamente sobre el área afectada, envuelto en gasa, o mediante suaves toques sobre la piel. Después de varias horas se retira. En 1989, Michael Moore, investigador botánico y escritor, escribió una breve y concisa descripción de los usos del nopal como emplasto y su mecanismo de acción. En su informe también asemeja el nopal con la planta de aloe vera.

> Contusiones, rasguños y quemaduras que se encuentran congestionadas y reblandecidas, retienen sangre feral y líquido intersticial desorganizado. La carne de nopal contiene una gel mucopolisacárida altamente hidrófila e hipertónica, que hace que parte de los fluidos exudados por la herida sean absorbidos por osmosis desde la piel al cactus. Mientras esto ocurre, la gel suaviza la piel, disminuye la tensión de la lesión, y aminora el dolor. Esta, es la misma forma en la que actúa el aloe vera.[2]

Dada la finalidad de esta obra, quisiéramos enfatizar en la similitud de ambas plantas como ungüento tópico. El examen de su etnobotánica e historia muestra que las preparaciones con ambas suculentas serían en apariencia intercambiables pues sanan inflamaciones y heridas similares. Nuevamente, se requerirá mayor investigación antes de poder justificar sus propagadas modalidades de uso. De todas formas, y tal como lo demuestra la evidencia etnobotánica que se presenta en este capítulo, ya es un hecho que el uso externo del cactus nopal es una práctica común en el mundo entero.

OTROS USOS DE LA MEDICINA CACTARIA
Nopalea cochinillifera

Distribución: Se lo encuentra en México, Guatemala, América caribe, las Antillas, y las Bahamas. En otros tiempos fue comercializado en América e Islas Canarias.

Usos medicinales: En México, se abren los tallos y se usa la carne mucilaginosa como emplasto. En este país este cactus tiene un extenso historial de uso como cataplasma para dolores de muela, oído, puntos reumáticos, eripsela e inflamación de ojos. Los mismos tallos cocidos se usan en cataplasmas para abscesos. En Trinidad y otras partes, se lo usa a menudo como un emoliente para quemaduras y partes inflamadas. En Yucatán se usa la carne para hacer una infusión la que se usa como un shampoo que estimula la salida del cabello. Se debe frotar el cuero cabelludo a diario. Si se aplica la carne en el abdomen o alrededor del área del hígado, ayuda a reducir inflamaciones internas y a detener la diarrea.

Si se ingiere, se dice que actúa como diurético en casos de uretritis, cistitis, y dolores al riñón. En el Yucatán, se hace un cocimiento con los 35 g de palas cortadas en cubos y 480 ml de agua que se toma 3 a 4 veces al día, según dicta la costumbre. En Brasil, también se prepara un cocimiento con la fruta que se toma para malestares estomacales o del hígado.[3]

Opuntia elatior

Distribución: Estas especies de nopal son originarias de la zona costera del Pacífico de Costa Rica y Panamá. También se la encuentra en Colombia, Venezuela, Aruba, Bonaire y Curaçao.

Usos medicinales: Se pela la pala y se ata a la planta de los pies para extraer la fiebre. [4]

Opuntia ficus-indica

Distribución: Este cactus se da en forma común en las regiones áridas de Venezuela. Se cultiva en Bermuda, Cuba, Puerto Rico, las Islas Vírgenes y Costa Rica, y se planta para la explotación comercial del fruto, las palas y la flores en todo México, el suroeste de Estados Unidos, Italia e Israel. Esta variedad de cactus ha sido introducida y naturalizada en la zona Mediterránea de Europa, en Etiopía y África del sur.

Usos medicinales: Se recomienda asar y triturar las palas antes de usarlas. Este procedimiento es común en los usuarios de todas partes del mundo y con todas las especies. Se cree que al calentar las palas se activan constituyentes específicos de la planta.

En caso de problemas al hígado, se aplica un emplasto de cactus sobre esa área. En Curaçao, pelan y entibian las palas y las ponen sobre el cuerpo para "sacar el dolor" (le atribuyen propiedades analgésicas). Tiene un leve poder astringente, y es por esto que se usa para detener la diarrea y la disentería. Se cortan las palas crudas en pedazos, se deja infusionar toda la noche, al día siguiente se toma el caldo. Esta misma infusión se bebe como un remedio para la rabia. Se lo aprecia también como un facilitador del proceso digestivo.

Se usa para aliviar dolores estomacales moderados mediante una cocción de palas peladas y cortadas en cubos. También se usa como lavativa para dificultades intestinales. Frecuentemente se bebe endulzado para combatir enfermedades pectorales y fiebre alta. Antiguamente se lo usaba como remedio para la gonorrea. Esta misma infusión se puede aplicar en forma externa sobre granos y varias enfermedades de la piel y para la inflamación de los ojos. En zonas áridas, la fruta fresca se come para aliviar la sed. En Curaçao y Puerto Rico, se usa la pulpa de la fruta para lavar el cabello.[5]

Sólo un pequeño porcentaje de la investigación realizada sobre el fruto de estas especies ha confirmado que este tenga propiedades cicatrizantes y anti-inflamatorias.[6,7] Recientemente, en Abril de 2003, uno de los artículos de la revista *Prevention* etiquetaba al cactus nopal como "La Planta de Ensayo". Un investigador científico francés, Gilles Gutierrez, sostenía que los atletas profesionales podían entrenar mejor y durante más tiempo usando su extracto patentado de cactus. Más aún, la planta aceleraba su recuperación tras una ejercitación extenuante. Aparentemente, el cactus aceleraría los compuestos de restauración naturales del cuerpo.[8]

Además de los usos del *Opuntia ficus-indica* como un sanador de heridas, se ha incluido más adelante el resumen de dos estudios clínicos sobre flores de cactus que han generado debate en cuanto a su uso potencial en el tratamiento de la hipertrofia prostática benigna (HPB). Aunque ha habido muy poca investigación en esta área, en la actualidad las flores de cactus se venden en el marcado herbario precisamente debido a su supuesta acción sobre los síntomas de HPB.

Tratamiento de la hipertrofia prostática benigna con *Opuntia ficus-indica* (L.) Miller (*Journal of Herbs, Spices & Medicinal Plants* [Revista de hierbas, condimentos & plantas medicinales])

Introducción

El objetivo de estos estudios clínicos fue realizar una evaluación preliminar sobre la aplicación clínica potencial de las flores de opuntia en el tratamiento de la hipertrofia prostática benigna (HPB).[9] Los autores reconocen que varios remedios de la tradición popular y preparaciones herbarias modernas ya se usan en la actualidad para el alivio de la sintomatología de HPB. De entre ellos, los más ampliamente usados son el fruto del sabal o palmera de Florida (*Serenoa repens*), las semillas de calabaza (*Cucurbita pepo*), tejido vegetativo de cola de caballo (*Equisetum arvense*), y las raíces y fruta del perejil (*Petroselinum crispum*).

Las flores de cactus nopal también tienen reputación como un remedio para problemas urinarios. En Sicilia, se prepara una cocción en base a la flor de Opuntia ficus-indica que es ampliamente usado como un potente diurético.[10] En África del Norte se combinan las flores con semillas de cebada y la barba del maíz para tratar la obstrucción urinaria.[11] La Farmacopea Herbaria Británica incluye a la flor de opuntia como una medicina de efectos astringentes y antihemorrágicos que puede usarse para colitis, diarrea e hipertrofia prostática.[12] Dígase de paso que las flores del cactus cholla y las del nopal son supuestamente intercambiables.[13] Ambas flores pertenecen a una misma familia de cactus, los *Opuntia*.

Materiales y métodos

En Israel se recolectaron flores secas de *Opuntia ficus-indica* (OFI). Luego las secaron al sol, las hicieron polvo y envasaron en cápsulas de gelatina dura para ser usadas por los pacientes. Cada cápsula contenía 250 mg de flor seca.

Se confeccionaron dos estudios clínicos por separado. El primero lo dirigió una clínica privada y participaron en él 58 pacientes hombres afectados de HPB. A cada paciente se le suministró en forma oral dos cápsulas de gelatina con el contenido de las flores deshidratadas y molidas, tres veces al día. Dado el carácter preliminar de este ensayo, no se conformó un grupo de control. El tiempo de evaluación duró de seis a ocho meses, y al final del ensayo se interrogó a los pacientes con una serie de preguntas subjetivas en relación a sus síntomas de HPB.

La segunda prueba se llevó a cabo en una clínica de afecciones urológicas con pacientes externos. Participaron 30 pacientes con HPB. La administración de opuntia se hizo de la misma forma que en el primer experimento. Aquí sin embargo, la evaluación duró dos meses en lugar de seis. Al principio y al final del ensayo los pacientes tuvieron que responder a la misma serie de preguntas. A los participantes se les practicó además un exámen físico antes y después del experimento. Se analizó la orina por sangre, y el diámetro del tracto urinario se midió por ultrasonido. También se evaluó el funcionamiento del tracto urinario de los pacientes externos de la clínica por medio de exámenes urodinámicos y microbacteriológicos.

Resultados

En ambos experimentos, los pacientes informaron una mejoría de los síntomas de HPB después de recibir el tratamiento. Un amplio número de pacientes manifestó una disminución de la urgencia por orinar, de la micción de emergencia, y de la sensación de vejiga llena. Sin embargo, no todos los pacientes tuvieron un alivio de sus síntomas. También ocurrió que la respuesta a distintos síntomas fue confusa. Los investigadores no notaron toxicidad ni tampoco un deterioro de la función urinaria. Todos los resultados de ambos estudios clínicos pueden verse en el Cuadro 6.1.

Limitaciones

Los resultados de estos estudios son prometedores, no obstante existieron varias limitaciones que deberían quedar consignadas, incluyendo las siguientes:

- Ambos estudios tuvieron distintos tiempos de duración haciendo difícil la comparación de los resultados.
- No hay una explicación del porcentaje de disparidad existente entre los dos grupos de pacientes en términos de mejoría, específicamente, en la urgencia por orinar y el goteo luego de vaciar la vejiga.

CUADRO 6.1
EVALUACIÓN DE LAS FLORES DE CACTUS EN EL TRATAMIENTO DE HPB

Malestar Urinario	Prueba Clínica		
	Privada	Paciente urológico externo	
	(% mejoría)	(% malestar)	(%mejoría)
Urgencia por orinar	50.0%	92.5%	80.0%
Micción de emergencia	62.0%	85.2%	52.2%
Sensación de vejiga llena	46.0%	92.5%	48.0%
Gotea después de vaciado	63.0%	66.7%	33.3%
Nocturia (>2x/noche)	--------*	100.0%	33.3%

Fuente: *Journal of Herbs, Spices & Medicinal Plants* [Revista de hierbas, condimentos & plantas medicinales], vol. 2 (1) 1993.
*Sin registro en estudios privados.

- No hubo registro de nocturia en el estudio de la clínica privada, por lo que resulta difícil comparar su mejoría con la del grupo de pacientes externos.
- Se requiere una mayor exploración de la relación dosis-respuesta. ¿Cuáles serían las dosis óptimas? ¿Podría una dosis más alta y a mayor frecuencia producir una mejoría en la sintomatología del usuario? Y también, ¿porqué los pacientes de la clínica privada refieren menos mejorías de la urgencia por orinar que el grupo de pacientes externos, habiendo tenido seis meses más de tratamiento?

Estas críticas al estudio se compensan por el hecho que este estudio no pretendía ser más que una evaluación preliminar a la evaluación clínica de la aplicación de las flores de cactus. Los médicos que efectuaron estas pruebas estaban conscientes de sus limitaciones. Por esta misma época, otro estudio se encontraba aún en progreso. Se trataba de un ensayo comparativo de doble ciego, con control de placebo, que constó de 100 pacientes, y tuvo una duración de 12 meses.

El extracto de flor de cactus podría ser probadamente beneficioso para la hiperlapsia prostática benigna debido a un inhibidor de la actividad 5-alfa, la actividad aromatasa y la peroxidación lipídica (*Urological Research* [Investigación Urológica])

Se cree que la flor del cactus es beneficiosa para la terapia de la hiperlapsia prostática benigna (HPB) (Farmacopea Herbaria Británica, 1983), aunque no hay información publicada respecto de sus efectos clínicos en pacientes ni de los mecanismos de su actividad biológica. El objeto de este estudio fue evaluar la inhibición de la 5-alfa reductasa y de la aromatasa; lo mismo que el potencial antioxidante del extracto de la flor de cactus conocido como opuntia.[14] Los investigadores encontraron que el extracto de cactus producía efectos de mejoría en la hiperlapsia de la próstata. Esta acción se atribuye a varios compuestos aún no identificados que inhiben la 5-alfa reductasa prostática y la actividad de la aromatasa. Los investigadores estuvieron seguros de sus resultados iniciales y reconocen que se requiere de pruebas clínicas adicionales que examinen y verifiquen la importancia cabal del extracto de flor de cactus en el tratamiento de HPB.

Opuntia sillenii y *Opuntia dillenii* (Haw.)

Distribución: Estas especies se pueden encontrar creciendo en las condiciones más diametralmente opuestas. Es común encontrarla desde Texas hasta Florida, y también existe en Bermuda, en todo Bahamas, las Antillas, y desde el sureste de México hasta el norte de Sudamérica, en África, Pakistán, India, y Australia.

Usos medicinales: En las Bahamas, la carne mucilaginosa de las palas se bate con agua y se bebe para calmar el ardor urinario. El mismo cocimiento se mezcla con distintas hierbas locales y se toma como remedio para la tuberculosis. Se usa como emplasto en furúnculos y cortes, y en los pies como remedio para el resfrío. La carne de tres palas hervidas 1 a 2 horas en un litro de agua se bebe a discreción como tratamiento para las úlceras estomacales.

En Haití, aplica las palas asadas y molidas sobre los tumores. En el Yucatán, se calientan las palas y se usan como cataplasma para aliviar la pleuresía. En Bahamas la gente afirma que el cactus en emplasto puede minimizar los dolores de la artritis y el reumatismo. Y ya que los champús medicinales son difíciles de conseguir o muy costosos, se puede usar la pala de cactus machacada para hacer un champú contra la caspa.[15]

Opuntia streptacantha
Distribución: Muy común en la meseta mexicana.

Usos medicinales: Tiene aplicaciones tópicas similares a las de su grupo familiar. No hace mucho se llevó a cabo en Reino Unido un estudio —que se publicó luego en la revista *Investigación Antiviral*— que demostraba las propiedades antivirales del extracto de OS.[16] Ya se sabe de la capacidad de ciertas plantas para inhibir la duplicación de los virus y volver inactivos los virus extracelulares. El propósito de este estudio preliminar fue examinar la inhibición de la duplicación de virus del ácido desoxiribonucléico y ribonucléico usando extractos de OS, observar la naturaleza de los compuestos activos, y obtener evidencia sobre la seguridad de su aplicación tanto en humanos como en no humanos.

Se encontró que un extracto de cactus tuvo un efecto inhibidor efectivo sobre la duplicación de virus intracelulares y la inactivación de virus extracelular. La inhibición de la duplicación de virus también tuvo lugar al aplicar un tratamiento pre-inoculatorio —un hallazgo favorable en términos de las limitaciones que tiene el estudio in vivo de una enfermedad viral. Hubo inhibición de la duplicación viral tanto en el DNA como en el ARN. Por ejemplo, los virus del herpes simplex, el herpes equino, la pseudohidrofobia, la influenza, el virus respiratorio sinusal, y el de la inmunodeficiencia humana, mostraron una síntesis normal de sus proteínas en células no infectadas.

El componente(s) inhibitorio activo resultó ser una proteína de la planta que se encuentra en la pared de ésta, y no en la cutícula o la savia como se pensaba. Esto es muy importante de saber, y significa que no se debería pelar las palas antes de usarlas. Hasta ahora, se desconoce el mecanismo de acción de los compuestos activos del extracto. Sin embargo, los científicos sugieren que los componentes activos podrían ser proteínas, separándolas en un grupo diferente al de los inhibidores virales alcaloide-flavonoide.

Al ser administrado oralmente a humanos, ratas y caballos, el extracto no resultó ser tóxico. Los pacientes humanos recibieron 3 gramos al día por 6 meses. La administración oral no presentó reacciones adversas. La planta promete ser de gran apoyo en el tratamiento de los virus. Los resultados del estudio son muy esperanzadores y abren paso a un nuevo marco dentro del amplio rango de la acción farmacológica del cactus nopal.

Opuntia Wentiana

Distribución: Esta especie es originaria de Aruba, Bonaire, y Curaçao donde se da en gran abundancia. También crece en Colombia y Venezuela, sobre los 55 metros sobre el nivel del mar.

Usos medicinales: Al igual que en varios de los usos descritos antes, las palas peladas se usan como emplasto emoliente para cortes, heridas y quemaduras. Supuestamente beber el caldo de la raíz hervida tres veces al día sanaría el asma y los dolores renales. Como en otro caso, la infusión hervida de la carne de las palas de Opuntia Wentiana sería buena para desordenes estomacales. También lo sería para los pies hinchados de los pescadores, por ejemplo, después de pasar mucho tiempo sentado. Para estos casos se debe embeber un paño en la cocción de raíz y aplicar sobre el área inflamada.[17]

OTROS USOS DE LAS PALAS Y LA FRUTA

El siguiente material está sacado del libro de Daniel E. Moerman "Plantas Medicinales de América Nativa, Informe de Investigación en Etnobotánica".[18]

Analgésico: Los Shoshones aplican una cataplasma hecha con la pulpa de la fruta sin cáscara en cortes y heridas para que sane más rápido y para disminuir el dolor. (*Opuntia basilaris*)

Diurético anti inflamatorio: Si duele al orinar, hay un dolor continuo en la uretra y la vejiga aún después de completada la micción, se puede tomar el jugo para aliviar el dolor. En México, se recomienda una cucharadita de té cada dos horas hasta que el dolor se pase. Esto se hace sólo para aliviar la inflamación pero no tiene ningún efecto sobre la bacteria que puede estar causando el mal.

Antirreumático: Los Costanoanos aplicaban un emplasto de la fruta tibia para el reumatismo. También se podría frotar el jugo tibio de la fruta. (*Opuntia streptacantha*)

Astringente: Siempre se ha recomendado comer la fruta para la diarrea debido a su contenido de peptina.

Sanador de huesos: Aún hoy, se usa la carne de nopal para reparar huesos rotos. Se tuestan las palas, se abren en mitades y se coloca una mitad a cada lado de la fractura.

Hemostato: Los Kiowa usaban las palas peladas como un instrumento compresor de los vasos sanguíneos. (*Opuntia streptacantha*)

Afrodisíaco masculino: Uno de los más importantes fabricantes de alimentos en base a cactus de los Estados Unidos, vende la fruta al mercado farmacéutico coreano por supuestas propiedades curativas de la próstata y como afrodisíaco.

Veneno: Esta variedad de nopal era usada por los Navajos como un veneno para la caza. (*Opuntia polyacantha*)

Ayuda a la garganta: Los Shuswap hacían un emplasto para aliviar la inflamación de garganta. (*Opuntia fragilis*)

Purificador del agua: Ponga una pala dentro del agua. Cuele la suciedad que subirá a la superficie del agua.

Ayuda dermatológica

Varias tribus nativas americanas han usado distintas especies de nopal como ayuda dermatológica.[19]

- Los Dakota: Aplicaban una cataplasma de los palas pelados sobre las heridas. (*Opuntia humifusa*)
- Los Kiowa: Usaban las espinas para punzar furúnculos. (*Opuntia streptacantha*)
- Los Mahuna: Insertaban las flores del fruto en las heridas. (*Opuntia streptacantha*)
- Los Nanticoke: Frotaban el jugo de la fruta sobre las verrugas. (*Opuntia humifusa*)
- Los Navajo: Usaban las espinas para perforar las orejas y pequeños abscesos. (*Opuntia plumbea*)
- Los Pawnee: Ataban una cataplasma de palas peladas sobre las heridas. (*Opuntia humifusa*)
- Los Shoshone: Frotaban las gloquídeas para remover verrugas y lunares. (*Opuntia basilaris*)
- Los Shuswap: Aplicaban a los cortes, heridas o furúncu-

los un emplasto hecho de las púas calentadas. (*Opuntia fragilis*)

Ayuda Ginecológica

Varias tribus nativas americanas han usado distintas especies de nopal como ayuda ginecológica.[20]

- Los Lummi: Para facilitar el alumbramiento, la madre debía tomar una infusión de palas machacadas. (*Opuntia streptacantha*)
- Los Navajo: Al retirar la placenta, la partera lubricaba sus manos con mucílago de palas asadas y peladas. (*Opuntia plumbea*)
- Los Pima: Calentaban la planta para confeccionar una cataplasma que ayudaba a la bajada de la leche. (*Opuntia engelmannii* and *Opuntia phaeacantha*)

Aplicaciones y dosificación del cactus nopal

Oh, Botánico es cierto! Tus drogas son rápidas.
—William Shakespeare,
Romeo and Juliet [*Romeo y Julieta*]

Como no hay estudios en existencia que indiquen qué partes de la planta del nopal deben ser usadas para tratamientos preventivos y cuales partes para tratamiento de enfermedades, el siguiente capítulo solo ofrece algunas pautas para la dosificación basadas tanto en usos históricos de la planta así como en los estudios ya presentados en este libro. Los métodos de preparación, el origen de las materias primas y el objetivo medicinal que el usuario tiene en mente, son factores que influencian la dosificación. Aun más, ciertos componentes medicinales cambian dependiendo de la calidad de la planta, que a su vez, depende de la calidad del suelo, especie y grado de maduración al momento de la cosecha.

CONTROL DEL AZÚCAR EN LA SANGRE
(Usando las paletas del cactus nopal)

Para el tratamiento de la diabetes o el control del azúcar en la sangre, es mas frecuente el uso de las variedades *Opuntia streptacantha* o *Opuntia ficus-indica*. En algunos usos, se cree que es necesario calentar el extracto de cactus o las paletas para extraer los efectos anti-diabéticos de la planta. Sin embargo, existen estudios que han documentado la efectividad en el tratamiento de diabetes utilizando paletas de nopal frescas e inalteradas. Las dosis y aplicaciones descritas a continuacion también pueden ser utilizadas en mantenimiento de la salud en general.

A granel: Usualmente tenía dos formas de administración: Una forma es en un vaso de 118 centímetros cúbicos de jugo fresco recién exprimido al día y la otra forma era comer 500 gramos de tallos de nopal hervidos cada día.

En cápsulas: Si escoge tomar cápsulas de extracto de nopal, debe seguir las indicaciones en la etiqueta del frasco y/o las instrucciones de la compañía manufacturera. Las dosis pueden variar dependiendo del tamaño de las cápsulas o la especie de nopal usada en el extracto. En promedio, las dosis sugieren 2 cápsulas de 325 a 650 miligramos, tres veces al día.

En infusiones: Las paletas de nopal pueden ser consumidas sin ningún peligro en forma liquida. En infusiones, la dosis sugerida es de una cucharada, tres a cuatro veces al día. Las cantidades pueden ser aumentadas o disminuidas de acuerdo al tipo de afección o padecimiento o según sea necesario. Por ejemplo, en el tratamiento de enfermedades agudas tales como la cistitis, se puede administrar una cucharada de infusión cada dos horas hasta que el dolor haya desaparecido.

Tinturas: Si bien el alcohol puede ser usado como preservativo para el jugo del cactus, el uso exagerado de este extracto, para igualar las cantidades del jugo fresco de la planta, puede crear un problema de azúcar en la sangre. Una mejor alternativa es buscar en el mercado tinturas que usen un estabilizante distinto del alcohol.

Néctares o jarabes de fruta: Sigua las instrucciones en la etiqueta del jarabe, ya que las dosis pueden variar según la concentración de la fruta. Asegúrese de verificar si el jarabe contiene azucares refinados.

TRATAMIENTO PARA EL COLESTEROL
(Usando la tuna del cactus nopal)

Una dosis diaria de 5 a 9 gramos de pectina de tuna nopal ha probado ser efectiva en prevenir e incluso revertir síntomas hipercolesterolémicos. Algunos estudios incluso han demostrado efectividad con dosis tan bajas como 2.50 gramos de pectina de tuna del nopal.

A granel: Una tuna de tamaño promedio contiene aproximadamente 3.60 gramos de fibra dietética. Al consumir 3 frutas diarias se estaría duplicando la dosis mínima de tratamiento. Consumir 3 frutas diarias no solo ayuda a satisfacer los requisitos de consumo mínimo de vitaminas y minerales sino que además aporta una saludable dosis de flavonoides.

Jarabes o néctares: Las dosis pueden variar. Es de notar que mientras algunas manufactureras utilizan endulzantes naturales, otras agregan azúcar en sus formulas.

Jaleas, mermeladas, confituras y dulces: Cuando se recurre a los alimentos para adquirir la dosis diaria de pectina, hay que fijarse en la variedad de cactus que ha sido utilizada en la elaboración de los productos. Tenga en cuenta que los alimentos a base de cactus preparados en forma comercial, no substituyen las formas medicinales o néctares preparados especialmente para propósitos medicinales.

Jugos: El jugo de fruta de nopal sabe muy bien pero no le suministra pectina, el ingrediente clave en la disminución de los niveles del colesterol plasmático. Del jugo de tuna obtendrá una buena dosis de vitaminas, minerales y flavenoides.

PARA FORTALECER EL SISTEMA INMUNE
(Usando la flor del cactus nopal)

Se estima que el consumo promedio diario de flavenoides en los Estados Unidos es de 25 miligramos diarios. Cuando la ingesta se aumenta a más de 30 miligramos diarios, se reduce significativamente el riesgo de muerte por enfermedades cardiovasculares.[1]

A granel: Una taza de infusión tres veces al día preparada con una flor pequeña de nopal. Con flores más grandes, tome tres tazas de té al día preparado con unos pocos pétalos en una taza de agua hirviendo.

Cápsulas: cápsulas de 325 a 650 miligramos se toman una cápsula tres veces al día o, disuelva dos cápsulas en una taza de agua hirviendo para preparar una infusión.

Tinturas (1:5): Tomar 3 a 4 ml, tres veces al día.

Infusiones: Agregue dos bolsitas de té a una tetera de agua hirviendo. Tome una taza de té diaria.

PREGUNTAS Y RESPUESTAS

P: ¿Puedo auto-medicarme con cactus nopal?

R: De acuerdo con las regulaciones de la Administración de Medicamentos y Alimentos (FDA) en los Estados Unidos, las drogas de venta sin receta médica deben ser limitadas para el tratamiento de dolencias agudas pero pasajeras. El nopal debería ser usado tal como cualquier otro producto o droga de venta sin receta médica. Si desea usar el cactus nopal para el tratamiento de la diabetes o para disminuir niveles muy altos de colesterol en la sangre, se recomienda hacerlo bajo la supervisión médica.

P: ¿Puedo suspender mi medicamento para la diabetes si empiezo a tratarme con nopal por primera vez?

R: Sólo cuando el doctor a cargo de su tratamiento le haya dado su autorización, usted puede suspender un medicamento. Se recomienda no sustituir ninguna prescripción medica sin antes discutirlo con su medico tratante. Hable con su doctor sobre alternativas de tratamiento.

P: ¿Puedo suspender mi medicamento para el colesterol si empiezo a tratarme con paletas de cactus nopal?

R: Tal como la respuesta a la pregunta anterior, seria peligroso suspender un medicamento sin la adecuada supervisión medica. Los índices de colesterol deben ser monitoreados con frecuencia. El consumo de paletas o de fruta de nopal no es un substituto del cuidado medico. La auto-medicación en el caso de enfermedades crónicas no es aconsejable.

P: ¿Los resultados que voy a obtener serán los mismos que los de los estudios clinicos?

R: Nadie puede darle garantía absoluta de que el cactus de nopal tendrá en usted los efectos positivos estudiados. Ni siquiera un fabricante de medicamentos con receta médica puede darle ese nivel de garantía en sus medicamentos. Tratar a una persona es tanto un arte como una ciencia. Los médicos están concientes de que una persona puede verse afectada en forma diferente a la esperada por una determinada substancia ajena al cuerpo. Sin embargo, dada la seriedad de los estudios realizados con el cactus nopal, y el uso de materias primas de alta calidad, es muy posible que usted obtenga resultados positivos similares a los presentados en las investigaciones sobre nopal.

P: ¿Es el cactus de nopal adictivo? ¿Seré capaz de dejarlo una vez que comience a consumirlo?

R: No existe ningún estudio clínico sobre el nopal que indique que la planta tiene cualidades adictivas. El nopal tiene una larga historia en el mundo entero como un alimento que no tiene propiedades adictivas.

P: ¿Cómo puedo estar seguro de la calidad de los productos en base a nopal que compre (tés, cápsulas y jarabes)?

R: Aunque están sometidos a ciertas normas establecidas por la FDA, por el momento, la industria de productos naturales es una industria que se auto regula. Algunas compañías son miembros de la NNFA (Asociación Nacional de Alimentos Nutritivos) donde envían sus productos para ser testeados por un tercero neutral. En general, la calidad e integridad de un determinado producto es determinada por las fuerzas del mercado. Asegúrese de comprar solo aquellos productos manufacturados en compañías, privadas o publicas, de prestigio y con buena reputación en la industria de los alimentos naturales.

P: ¿Qué puedo hacer si no encuentro productos de cactus nopal en mi supermercado o tienda de alimentos naturales local?

R: En la parte posterior de este libro, en la sección de referencias, podrá consultar una lista de compañías que venden productos de cactus nopal para el uso medicinal o como alimento. Algunas de estas compañías reciben pedidos por el Internet.

P: ¿Qué pasa si me interesa comer nopal como un alimento pero no tomarlo como medicina?

R: Antes que el nopal fuera reconocido como medicina, era un alimento. Consuma nopal en la cantidad que usted desee sin prestar mayor atención a las directrices de dosis presentadas en este capitulo. Ya que el cactus nopal es un alimento nutritivo, sin duda puede esperar recibir algunos de sus beneficios en su salud general.

P: ¿Puedo consumir diferentes partes de la planta al mismo tiempo? Por ejemplo, ¿puedo tomar cápsulas hechas de paletas de nopal, mientras tomo una infusión y, después como las tunas?

R: Por supuesto. No existen contraindicaciones en la mezcla de los tres componentes del cactus. Además, los sabores son tan diferentes que su paladar nunca sabrá que estos componentes provienen de la misma planta.

P: Me gustaría tomar infusiones de la flor del cactus nopal. ¿Puedo añadirles algo para darle sabor sin mitigar los beneficios medicinales?

R: Sí. Un fabricante que conozco, combina los pétalos del cactus con cáscaras de limón para darle un sabor adicional y proveer una dosis extra de flavenoides. También puede agregar a su infusión, stevia, un endulzante natural que le dará dulzor al té sin aumentar los índices de azucares en la sangre. Las flores de nopal son ideales para té helado.

8

Recolección y preparación del nopal

Si se apartan las espinas y las serpientes, el nopal es una
planta bastante accesible. Parece darse casi en todas partes
. . . [es] mercadería a la espera de demanda.

—ARIZONA HIGHWAYS[1]
[LOS CAMINOS DE ARIZONA]

Ya sea que se encuentre interesado en incursionar en la naturaleza para encontrar su propio cactus o prefiera ir al supermercado y sacarlo de las estanterías, este capítulo es para usted. Está dividido en tres secciones. "Palas de Nopal", "Tunas," y "Flores de Nopal". En cada sección, se describe la forma correcta de identificar, recolectar y preparar las diferentes partes del cactus nopal.

Lo maravilloso de este cactus es que su recolección es fácil, barata y entretenida. Sin embargo, si no está interesado en hacer parte del trabajo usted mismo y prefiere adquirir los productos semi listos del mercado, entonces, pase directamente a la sección "En el Supermercado" y "En la Tienda de Alimentos Saludables" al principio de cada una de las tres secciones. Encontrará la información necesaria para elegir entre la gran variedad de productos de nopal que se ven en las estanterías del almacén y la tienda de alimentos naturales.

PALAS DE NOPAL
Identificar las palas adecuadas

Recolectar palas tanto para el uso medicinal como alimentario requiere de un pequeño conocimiento para elegir las mejores palas disponibles. Las preguntas que debe hacerse son: ¿Cuándo se pueden recoger las mejores palas? ¿Cuáles son las más saludables? ¿Cómo reconocer las más apetitosas?

Las palas que se vean saludables serán las que contengan mayor cantidad de medicinas terapéuticas activas. Asegúrese de elegir las que sean gordas y abultadas. Si las palas son abultadas, significa que están llenas de agua y gel. Deben ser gruesas, suaves al tacto y levemente flexibles si las dobla. Reconocerá fácilmente entre una pala seca y una jugosa. Es como la diferencia entre un pelota y un frisbee. Si elige una pala que esté delgada y seca, es probable que no obtenga de ella un gran efecto medicinal debido a su menor contenido de agua y gel.

Si las palas son para preparar medicina, se las puede recolectar en cualquier época del año porque la estación no influye en su actividad medicinal. Sin embargo, si sólo encuentra trozos delgados y secos, y le es difícil dar con palas frescas y jugosas, quizás le convenga esperar hasta después de una temporada de lluvias. De esta forma las palas tendrán tiempo de absorber y almacenar agua.

Si las palas son específicamente para preparar comida, elija las más nuevas y tiernas, las pequeñas de color verde oscuro. Muchas culturas que preparan el nopal como un vegetal se inclinan por las palas nuevas. Estas también deben ser abultadas y levemente flexibles al doblarlas. Durante la primavera y después de un período de lluvias son más abundantes las palas nuevas. Si se guardan en un envase aireado en el refrigerador las palas pueden durar más de dos semanas después de cortadas.

Recolección de palas silvestres

Al cosechar palas frescas, despréndala con la punta de los dedos en el punto de unión con la pala más vieja. Al elegir entre distintas especies verá que algunos cactus tienen espinas y otros no. Esta diferencia no debería determinar su elección. No importa cuántas espinas tenga una pala usted no debería tener ningún problema para desprenderla. Sólo fíjese en elegir siempre el cactus con apariencia más saludable.

Un consejo al recolectar palas silvestres

En el mundo entero crecen distintas especies de cactus nopal. Se debe ser siempre precavido frente a especies que no se reconozcan. Algunas variedades de nopal son venenosas y son peligrosas de consumir. Afortunadamente, los nopales venenosos son muy raros, de modo que la posibilidad de que se tope con uno es escasa. Pero no se fíe. A menos que una persona con cierto conocimiento lo acompañe en su búsqueda es mejor no ingerir ninguna planta silvestre.

En algunos estados, incluyendo Arizona, está prohibido recoger palas de nopal directamente de la naturaleza. Así es que averigüe sobre las leyes que rigen en su estado en el Departamento de Caza y Pesca, nadie quisiera tener que pagar una multa por sacar un trozo de cactus. Finalmente, cosechar palas en propiedades privadas también está muy bien, siempre que se tenga el permiso.

Preparación de las palas frescas

Digamos hasta aquí que usted ya recolectó su primera pala de cactus nopal, y se encuentra en la cocina preguntándose cómo diablos va a cocinar esas cosas verdes (a veces las palas son de color violeta así es que podría estar diciendo "esas cosas violetas").

El primer paso para preparar las palas para luego cocinarlas es precocerlas por 10 a 20 minutos hasta que estén suaves pero aún firmes, si lo desea, puede agregar un diente de ajo grande o una rebanada de cebolla para dar sabor al agua. Los indios Hopi, por ejemplo, agregaban una mazorca de maíz dulce. Después del tiempo necesario, escurra.

Luego se deben limpiar las palas. La manera más fácil de limpiar una pala es tomarla con la mano, ponerla en una tabla de cortar, y con un cuchillo mondador, raspar espinas y ojos. Si no tiene un cuchillo mondador un simple pelador servirá. Efectúe la operación bajo agua corriente y fría, enjuague y revise cuidadosamente para ver si quedan espinas. Como la pala tiene mucha espina en ambos lados, resulta mejor recortar más o menos una sexta parte del borde. Descarte cualquier parte de la pala que esté machucada, seca o dura. Enseguida, lave nuevamente. Con el extremo del pelador de papas se pueden cortar los nódulos de las espinas por el rededor y retirarlos.

A algunas personas les gusta volver a precocer una o dos veces más, e ir enjuagando bajo agua fría y corriente. Precocer las palas una o más veces es una cuestión del estilo personal de preparación que prefiera cada uno. Algunas personas prefieren precocer más porque el procedimiento disminuye el contenido de ácido oxálico. Si se ingiere nopal a diario, y controla su nivel de calcio, entonces tal vez prefiera este método, ya que la ingesta diaria de ácido oxálico en grandes dosis puede interferir con la absorción del calcio. Aunque también es cierto que precocer varias veces le quita al mucílago algo de su contenido. Los consumidores no frecuentes pueden precocer sólo una vez.

Una vez que se han limpiado las palas de toda suciedad y espina, revise escrupulosamente cada pala bajo buena luz para ver si se han retirado todas las espinas. Más vale una espina en la mano ahora que una en la lengua o los labios después. Cuando la pala no tiene ninguna espina está lista para ser cocinada. Recuerde limpiar su cuchillo y su tabla de cortar antes de despuntar otras palas para evitar que se les peguen las espinas descartadas.

Jugo de palas

Algunas personas pueden preferir hacer jugo crudo o cocido con las palas en lugar de consumirlas como comida. Si es así se puede cortar en trozos la carne que queda de las palas después de retirarles la piel, y luego hacer una puré en la licuadora. El contenido de la licuadora se conoce como lechada de nopal. Este modo de preparación es fácil, no demanda mucho tiempo, y se puede beber tal como está. Se le puede agregar otras plantas o endulzantes para saborizar o para crear un jugo más nutritivo.

Tés, infusiones y cocciones

La forma más común de preparar plantas para el consumo oral es hacer té. Esto significa agregar agua caliente a alguna materia disecada de la planta—como cortezas, bayas, flores, hojas, raíces, o semillas. El agua caliente es un solvente para extraer parte de los compuestos biológicamente activos del la materia en cuestión. Algunas plantas se prestan bien a este procedimiento, especialmente las que tienen partes aéreas, o sobre el nivel del suelo.[2]

Una infusión es básicamente lo mismo que el té. Luego de que la bolsa de té de hierba se remoja por un rato en el agua caliente, lo que se llama *infusionar,* se realiza un tipo de extracción herbaria llamada *infusión.*

Liberar los compuestos medicinales de raíces, cortezas, semillas y bayas, requiere de agua un poco más caliente y un poco más de tiempo. Estas por lo general necesitan cocerse a fuego suave entre 10 a 30 minutos. Los practicantes de la herboristería llaman a este procedimiento *decocción* y al producto obtenido *decocción* o *cocimiento.*

Si se elige seguir el mismo método que usan muchas culturas

para administrar el nopal, puede preparar tanto una infusión como una decocción. Ambas formas de preparación son muy similares aunque el último implica más tiempo de remojo.

En el supermercado

Si usted encontró las instrucciones anteriores tediosas o muy demandantes de su tiempo, cuenta con la alternativa del nopal en lata o en conserva que se vende en el supermercado. Aunque no es fresco, tiene buen sabor. Por lo general los almacenes los ponen en la sección de comida mexicana.

Si no le satisfizo el cactus envasado debería poder conseguirlo en la sección de vegetales de su supermercado. Es posible que en algunas partes tenga que buscarlo en la sección de vegetales "exóticos". En Arizona resulta divertido ver siempre a este cactus apilado en la sección de comida exótica en circunstancias en que la mayoría de las veces se lo ve creciendo prácticamente encima del estacionamiento del supermercado.

Si su almacén no lo trae, converse con el administrador sobre la posibilidad de adquirirlo para la venta. Si el estado de Texas puede importar desde México 18.400.000 kilos de palas de nopal al día, entonces su supermercado no debería tener problemas en recibir un encargo mucho menor. En el supermercado, elija palas de tamaño mediano que estén firmes y evite comprar las que estén fláccidas, secas o reblandecidas.

En el almacén naturista

Su almacén de comida natural debería contar con palas frescas, en frascos de conserva o enlatada. Además de esto deberían contar con otras preparaciones comercializables de palas, como cápsulas de palas deshidratadas, nopal en polvo, extractos y disoluciones medicinales. Generalmente las palas de nopal se envasan bajo el rótulo de cactus, nopal, u opuntia. La mayoría de las compañías venden ya sea la variedad *Opuntia streptacantha* o la *Opuntia ficus-indica*.

Las palas de cactus nopal también están incorporadas en una cantidad de productos combinados adaptables a múltiples aplicaciones tales como diabetes, control del colesterol, o cura de heridas. Los preparados multi-hierbas tienen varias ventajas, como por ejemplo la encapsulación de hierbas de acción similar que optimiza la efectividad de cada planta.

LAS TUNAS

Identificación de las frutas del cactus

Antes de recoger frutas de cactus por primera vez, hay algunas cosas que debe saber. Primero, desde el mes de agosto hasta mediados de septiembre tendrá las mejores oportunidades de tomar una tuna. Durante este período, la fruta ya está madura. Segundo, las frutas son fáciles de ubicar ya que crecen directamente de los tallos. La piel de la fruta es seca pero espinosa al tacto. Su parte interior carnosa es muy suave y sabrosa y contiene casi un 85 por ciento de agua.

Encontrará frutos en distintas gamas de colores, dependiendo del entorno en el que el cactus haya crecido, y de la variedad escogida. El color de la fruta varía desde el rojo oscuro hasta el violeta rojizo, y desde el amarillo claro hasta el verde, o aún el naranja. El sabor de todas las variedades es casi el mismo. El grado de dulzor y de concentración de la pectina depende de factores tales como la variedad de fruta, la calidad del suelo, la cantidad de lluvia, la temperatura, la elevación y el punto de maduración. Naturalmente la fruta sabe mejor si está madura.

¿Pero como saber cuando la fruta de un cactus está lista para ser cogida y comerla? Hay varias maneras de reconocer su madurez. Primero de un vistazo a la cáscara de la fruta mientras sigue unida a la pala. Segundo, puede torcer la fruta suavemente. Si se desprende con facilidad, es que está lista para comerse. Si la fruta no se mueve, quiere decir que no ha alcanzado su nivel de madurez. Necesita más tiempo para fabricar su dulce y fresco sabor.

Recolección de la tuna

La cáscara de la piel no tiene espinas pero sí tiene muchas gloquídeas. La gloquídeas son pequeñas espinas, prácticamente invisibles a simple vista. Si se examina la fruta cuidadosamente, las podrá ver. No se las puede manipular como a un fruto común ya que estos traicioneros pelillos pueden fácilmente abrirse paso hasta incrustarse en la piel. No son venenosas. Las gloquídeas son más molestas que peligrosas o dolorosas.

Se debería usar tenazas para recolectar la tuna y evitar que una buena cantidad de gloquídeas se le enganchen en la piel. Si le incomodan la tenazas, entonces le recomiendo imperativamente usar guantes al recolectar las tunas. También, al recoger su propia fruta, resista la tentación de probarla de inmediato, a no ser que tenga extremo cuidado con las espinas. No hay espinas en el interior de la fruta. Pero sin querer quien pele la fruta con las manos puede llevar alguna a la boca. Si eso ocurre, pagará su golosina con una mala tarde de espinas en labios y encías. Si le llegara a ocurrirle esto, no se alarme, porque aunque son imposibles de ver, se sueltan o disuelven en siete u ocho horas.

En lo que atañe a la fruta específicamente, no hay ninguna ley en ningún estado que penalice su recolección. Es legal sacar tunas de un nopal en estado natural, no así sus palas.

Preparación de la tuna

Las tunas pueden prepararse de dos formas. La primera consiste en tomar una escobilla dura, y restregar bajo el chorro de agua para así quitar parte de las espinas. Luego, con un cuchillo retirarles la cáscara. Una vez pelada, la tuna está lista para comerse o para preparar con ella una de sus recetas. La otra forma es casi idéntica. Primero, escobille las frutas bajo el chorro de agua tal como lo hizo en el método anterior. Luego, ponga las tunas en agua hirviendo y blanquee por 10 segundos. Retire del agua con pinzas. Una vez que se ha calentado en forma rápida la fruta, sus espinas son menos irritantes, y es más fácil pelarla. Blanquee y enfríe sólo seis tunas por vez, porque cuando la fruta se enfría las espinas vuelven a pinchar. La cáscara se bota.

Jugo de tuna
No hay una fórmula especial para hacer jugo de la fruta. Sólo se tiene que pelar la cáscara, cortar la fruta en trozos y echarla a la licuadora. Asegúrese de no echar cáscaras a la licuadora, ya que estas no son comestibles.

En el supermercado
Aquellos que no desean tomarse la molestia de guantes y blanqueado, tiene siempre abierta la opción de comprar la fruta en el supermercado. Los frutos frescos, al igual que las palas, casi siempre se ubican en la sección "exóticos" del sector de vegetales. He visto palas listas para su consumo en almacenes de ciudades grandes de los Estados Unidos.

La fruta también se vende bajo varias formas tales como jalea, mermelada, dulces, aliños para asar, salsas, y néctares. Estos alimentos se venden también comúnmente en las tiendas de regalos del Suroeste.

En el almacén naturista
Su almacén de comida natural debería tener tanto tunas frescas como otras preparaciones comerciales hechas en base a tuna. Además es probable que venda productos en base a tuna sin adición de azúcar, debido a que muchos de sus consumidores son gente que vigila sus niveles de azúcar. Otras formas de consumirla incluye extractos, disoluciones medicinales y cápsulas de secado al frío. Al envasarla, generalmente la fruta se rotula como: higo de nopal, higo de pala, higo de la India o tuna.

Muchas pepas

El fruto del nopal contiene muchas pepas. Estas semillas son seguras de ingerir, aunque algunas tribus nativas americanas dicen que comer demasiada pepa puede producir malestar estomacal. En lo personal, me he comido hasta más de quince tunas de una vez y nunca he experimentado ningún tipo de malestar.

A principios de 1900, en México, durante la temporada de cosecha, familias enteras subían de excursión a los cerros y acampaban en los nopaleros comiendo prácticamente sólo tunas. No era raro que un sólo individuo se comiese unas doscientas en un día![3] Ya es difícil comerse veinte en un día, imagínese usted comerse doscientas.

FLORES DE NOPAL

Identificación y recolección de las flores

La floración del nopal normalmente empieza a mediados de mayo y dura hasta mediados de junio, aunque la fertilización y la irrigación pueden lograr una floración de otoño. Las flores son fáciles de identificar porque tienen forma de rosa y nacen directamente de la fruta.

Llegar hasta la flor es fácil. Pero le recomendamos usar guantes para cosecharla porque la mayoría de las especies tienen flores rodeadas de gloquídeas. Cólque las flores en una bolsa mientras las recolecta. Por norma, las flores rojas son las que contienen la mayor concentración de flavonoides biológicamente activos.

No hay ley, hasta dónde yo sé, que limite la cantidad de flores recolectables.

Preparación de las flores frescas

Una vez que finalice la recolección de sus flores, es hora de secarlas. Cólque las flores en una caja de cartón. Los pétalos se secarán mejor en un área a la sombra y buena ventilación. No se deberían poner directamente al sol. Una vez que los compuestos botánicos están secos, se debería guardar las flores en frascos de vidrio en un lugar fresco y oscuro como por ejemplo en una alacena o una vitrina.

Cuando necesite preparar la infusión, agregue una flor seca entera en una taza de agua caliente. Si las flores son grandes con uno o dos pétalos será suficiente. Asegúrese de filtrar bien la infusión para evitar tragar los vellos espinosos que aunque no son dañinos, podrían irritarle la garganta.

En el almacén naturista

Si considera no estar hecho para recoger usted mismo las flores o enterrarse una o dos gloquídeas en la palma de la mano, entonces puede comprar flores de cactus listas en bolsitas de té en el almacén naturista de su barrio. Es posible que el almacén también venda pétalos de flores a granel, así es que verifíquelo. Lo más probable es que las bolsitas de té de pétalo de cactus no estén disponibles en su supermercado local, aunque si es posible encontrar tés hechos en base a las palas o a la fruta.

9

Cómo cocinar cactus

No hay porqué cocinar complicadas o elegantes obras de arte,
—basta con una buena comida con ingredientes frescos.

—JULIA CHILD

LA PRIMARA VEZ QUE PROBÉ
EL CACTUS NOPAL

La primera vez que probé el cactus nopal fue durante un viaje a México hace varios años atrás. Mi excursión a México estaba destinada a ser un viaje corto de puro y simple placer. No planifiqué nada parecido a un viaje para ir en busca de hierbas exóticas. Pero una mañana de domingo, después de una noche de baile bien animado, unos amigos me invitaron a desayunar. Delia quería preparar un auténtico desayuno mexicano hecho en casa, y yo acepté la invitación. Salí del hotel, tomé un taxi y partí.

Cuando llegué a casa de Delia me recibieron su hija Alma y su esposo Gustavo, que estaban en una esquina del mesón en la cocina escobillando unos vegetales en forma de paletas largas. Las paletas medían aproximadamente de 7 a 10 centímetros de ancho por 1 a 2 centímetros de espesor, y eran de un color verde iguana oscuro. Gustavo estaba restregando suavemente cada paleta, pasando con destreza un cepillo de metal con movimientos verticales, y daba la impresión de estar raspando una tostada quemada. Mientras cepillaba las paletas de cactus, pudo extraer varias puntas o espinas, como se les dice comúnmente.

"Qué estás haciendo?" pregunté.

"Estoy preparando los nopales", me contestó. "El nopal tiene un sabor muy peculiar y es *bueno* para el estómago y la longevidad. Los indios llaman al nopal el tónico de la longevidad. Y como te darás cuenta Ran, el nopal ha sido muy bueno conmigo. Tengo setenta y un años y todavía sigo trabajando".

Esa mañana la primera vez que probé el nopal, Delia y Gustavo cocinaron huevos con nopal para el desayuno, una receta que está incluida en este capítulo. Las paletas cocinadas con los huevos más un poco de cilantro y pimienta, es una comida saludable y sabrosa. Las paletas de cactus nopal son un delicioso plato de verduras, con un sabor similar al de los porotos verdes y con una textura mucilaginosa muy parecida al gombo o quingombo. A diferencia de otros vegetales, el nopal se puede cortar, cocinar, y condimentar para satisfacer cualquier tipo de paladar. Debido a su gran versatilidad, esta planta se puede usar virtualmente en cualquier receta, o, simplemente comerse sola.

EL CACTUS EN LA COCINA

Algunas recetas elaboradas con nopal han ganado un espacio en la sección de vegetales y frutas en libros de cocina más comerciales, pero la mayoría de estas recetas sólo se encuentran en libros especializados de cocina del Suroeste de los Estados Unidos, y libros de cocina típica mexicana. Las recetas que se presentan a continuación, ofrecen algunos de los platos, jugos, jaleas y dulces, más sabrosos usando paletas y tunas de cactus nopal. Hay recetas de dos tipos, tradicionales y modernas, pero todas son simples y fáciles de preparar. Si le gusta experimentar con sabores nuevos, entonces seguramente disfrutará preparando las recetas que vienen a continuación. De hecho, algunas de estas preparaciones son de verdad tan deliciosas, que es posible que se aficione para siempre al cactus de nopal.[1]

COCINANDO CON PALETAS DE CACTUS NOPAL

Nota: En la siguiente receta, el tofu o el tempeh pueden ser substituidos por carne.

BROCHETAS

Para la marinada o escabeche
¼ de diente de ajo picado
2 cucharadas de cebolla picada
⅛ cucharadita de orégano
$\frac{1}{16}$ cucharadita de tomillo
⅛ cucharadita de pimienta
¼ cucharadita de sal
2 cucharadas de aceite vegetal
4 cucharaditas de vinagre blanco

Para las brochetas
227 gramos de carne mechada
8 tomates cherry
½ taza de piña en trozos
½ taza de paletas de cactus picadas en cubos y ligeramente cocidas al vapor
8 champiñones frescos
8 cebollitas blancas ligeramente cocidas al vapor

Combine los ingredientes de la marinada y agregue los trozos de carne. Deje la carne marinar en el refrigerador durante la noche. Inserte los pedazos de vegetales y de carne en las brochetas asegurándose de ir alternando los ingredientes. Áselos en las brasas o en el horno en el grill hasta que la carne llegue al punto de cocción deseado. Durante la cocción, rociar las brochetas con la marinada. Rinde de 3 a 4 personas.

ESTOFADO COLA DE CASTOR

1 taza de nopal
¼ taza de cebolla picada
aceite de cártamo para freír
1 cucharadita de sal de mar
2 dientes de ajo picados fino
1 tomate grande o 2 tomates pequeños picados
1 o 2 cucharadas de chile en pasta
2 pizcas de comino
½ taza de carne de cerdo cocida o venado o tofu

Fría el nopal y las cebollas en el aceite hasta que estén crujientes. Agregue la sal, el ajo, el tomate, la pasta de chile, el comino y el tofu o la carne. Cocine a fuego lento hasta que el tomate esté cocido. Si el tomate no da suficiente jugo, agregue agua o jugo de tomate para que la mezcla se cocine sin quemar. Sírvalo acompañado de tortillas. Rinde 1 a 2 personas.

PALETAS DE CACTUS A LA PARILLA

En su próxima salida al aire libre, le encantará esta forma de comer nopal.

2 paletas de cactus
Aceite de oliva

Ponga a asar las paletas de cactus sobre fuego al carbón por 10 a 12 minutos por cada lado. Algunas paletas más gruesas pueden tardar un poco más en cocinar. De vez en cuando, rocíe las paletas con aceite de oliva. Sírvalas bien calientes. Rinde para 1 o 2 personas.

BISTEC A LA PIMIENTA

224 gramos de carne mechada (use ablandador de carne si lo desea)

½ taza de cebollas picadas

¼ de taza de caldo de vacuno, o puede usar concentrado de carne

1 cucharada de salsa de soja

½ diente de ajo picado

½ taza de torrejas de nopal

1½ cucharadita de maicena

5 cucharadas de agua fría

4 tomates cherry, cortados en cuartos

Ponga la carne a dorar. Agregue las cebollas y cocine hasta que estén transparentes. Agregue el caldo, la salsa de soja, el nopal y el ajo. Cocine con olla tapada a fuego lento por 10 minutos. Mientras tanto, mezcle la maicena con el agua fría para disolverla. Agregue la maicena a la preparación. Siga cocinando hasta que la maicena espese y luego agregue los tomates hasta que estén calientes pero no blandos. Rinde 3 a 4 personas.

ENSALADA DE TRES VEGETALES

Aliño

½ taza de vinagre

½ taza de aceite vegetal a su elección

½ taza de azúcar no refinada

1 cucharadita de sal

½ cucharadita de pimienta

Para la ensalada

1 taza de nopales cortados en tiritas de medio centímetro y ligeramente hervidas

1 taza de pimientos rojos en tiritas y cocidos de la misma forma

½ a ⅓ de taza de cebolla en rodajas finas

Mezcle los ingredientes de la vinagreta en una licuadora

hasta que el azúcar esté bien disuelta. Agregue la vinagreta a los vegetales, mezcle en un bol, cúbralos y refrigérelos. La ensalada puede mantenerse fresca por varios días. Rinde para 2 personas.

NOPALES CON HUEVO (HUEVOS DE NOPAL)

2 cucharadas de cebolla finamente picada
1 cucharada de aceite o mantequilla
2 cucharadas de nopal en cubitos
4 huevos batidos
1 cucharada de agua
sal y pimienta para sazonar

Ponga el fuego a temperatura media y sofría las cebollas con el aceite o la mantequilla en un sartén hasta que se pongan transparentes. Agregue el nopal y cocine bien. Bata los huevos con el agua. Ponga a fuego a suave y, una vez que el sartén se haya enfriado un poco, agregue los huevos batidos con agua. Revuelva los huevos y sazone con sal y pimienta al gusto. Si lo desea, puede sustituir la mantequilla por aceite de cártamo. Rinde para 2 personas.

ALIÑO A BASE DE CACTUS

¼ de taza de cebolla cortada (cebolla española o cebollines o una mezcla de ambos)
aceite de cártamo para freír
¼ taza de nopal
3 cucharadas de concentrado de chile rojo
½ taza de agua

Sofría la cebolla con el aceite hasta que esté transparente. Agregue el nopal y fría por 1 minuto. Agregue la pasta de chile y el agua. Deje cocinar a fuego lento hasta que las paletas de nopal se saturen con la salsa. Use este condimento como base para platos con carne o tofu. Rinde 1 a 2 personas.

COCINANDO LA FRUTA DEL CACTUS

Jaleas, confituras y mermeladas

Las mermeladas, conservas y confituras deben ser preservadas en frascos de conserva con tapa enroscada de dos piezas. Los frascos y las preparaciones deben estar lo más caliente posibles y se deben llenar solo hasta ½ centímetro del cuello del frasco. Selle bien los frascos y deles un hervor de 10 minutos en una olla con agua hirviendo.

Cactus en almíbar

1, 8 kilos de tuna de nopal
2 tazas de azúcar no refinada
⅔ de taza de vinagre
85 gramos de canela roja confitada
1 ó 2 clavos de olor enteros (opcional)

Pele las tunas y luego córtelas en mitades a lo largo. Desprenda las semillas de las tunas. En una olla, prepare un almíbar mezclando el azúcar, el vinagre, y la canela confitada y lleve a punto de hervor. Cocine las mitades de fruta en el almíbar hasta que estén transparentes. Si lo desea, agregue los clavos de olor dentro de un paño de muselina para poder removerlos antes de envasar. Las tunas en almíbar se pueden envasar en frascos con tapas regulares de una sola pieza. Hierva los frascos envasados por 15 minutos más en una olla con agua.

Conserva de cactus y datiles

2 tazas de tunas cortadas en rodajas finas y sin semillas
18 dátiles, picados y descarozados
raspadura de cáscara de una naranja
2 rodajas finas de piña cortadas en cubitos
4 cucharaditas de jugo de limón
½ taza de jugo de piña
1½ tazas de azúcar

⅓ de taza de nueces picadas

Una todos los ingredientes excepto las nueces y cocínelos a fuego lento en una olla hasta que tome la consistencia deseada. Agregue las nueces 5 minutos antes de retirar la olla del fuego.

CONFITURA DE CACTUS

1,8 kilos de tunas enteras
1½ tazas de azúcar sin refinar
2/3 taza de agua
2½ cucharadas de jugo de limón
1 rebanada de medio centímetros de naranja

Pele las tunas y córtelas a lo largo por la mitad, luego remueva las semillas. En una olla, prepare un almíbar con el azúcar, el agua, y el jugo de limón y llévelo a punto de hervor. Cocine las mitades de fruta junto con la rebanada de naranja en el almíbar. Antes de envasar, esterilice los frascos y retire la rebanada de naranja.

MERMELADA DE CACTUS Y PIÑA

¼ de taza de piña en cubitos
1 taza de fruta de nopal pelada, sin semillas, y cortada en cubitos
½ taza de azúcar sin refinar
1 a 2 cucharadas de jugo de limón

Ponga en una olla las piñas y las tunas en cubitos y cubra con una cantidad de agua equivalente al doble de la cantidad de la fruta. Haga hervir la fruta en olla destapada y cocine hasta que la fruta este blanda. Agregue el azúcar y lleve a punto de ebullición revolviendo constantemente. Cuando alcance una textura gelatinosa, agregue el jugo de limón y hierva durante otro minuto. Envase la mezcla en frascos esterilizados y séllelos con parafina.

Las mismas instrucciones sirven para preparar mermelada de cactus y limón o mermelada de cactus y naranja.
Solo tiene que substituir la piña por los cítricos en las mismas
proporciones.

JALEA DE CACTUS PREPARADA EN HORNO MICROONDAS

2½ tazas de jugo de tuna de nopal
1 caja de pectina en polvo
3 cucharadas de jugo de limón
3½ tazas de azúcar sin refinar

En una cacerola grande coloque el jugo de cactus y la pectina.
Mezcle hasta que la pectina se disuelva. Cocine en el microondas a alta capacidad entre 7 a 14 minutos o hasta que la mezcla empiece a hervir, revuelva cada 3 minutos. Cocine por 1
minuto más en el microondas.

Agregue el jugo de limón a la mezcla. Agregue el azúcar
en forma gradual hasta que esté completamente integrada.
Remueva la espuma que se forma en la superficie de la jalea.
Envase la mezcla en frascos esterilizados de medio litro. Cierre
los frascos con las tapas previamente esterilizadas. En un
movimiento rápido, invierta los frascos y luego vuélvalos a la
posición vertical.

JUGOS

CONCENTRADO PARA JUGO DE TUNA NOPAL

Cuele la pulpa de la fruta en un molinillo, pasapurés, o en un
colador mediano fino para eliminar las semillas y los pedazos
de fibras mas gruesas. Si lo desea, envase la pulpa y el puré de
frutas en contenedores, y congélelos para su uso posterior. Al
usarla, descongele la pulpa con anterioridad. Entre siete y diez
frutas rinden una taza de pulpa.

JUGO DE HÍGO DE LA INDIA

Pele la tuna. Corte la fruta a lo largo en rebanadas y aparte las semillas en un bol y la fruta en otro. Cuando haya juntado tres cuartos del bol con semillas, llene el bol con agua y, usando las manos, disuelva los racimos de semillas para que la pulpa alrededor de las semillas se suelte en el agua. Use un pasapurés manual para moler la fruta, y luego pase la pulpa por cedazo usando un colador fino o un escurridor envuelto en un paño de muselina. Deje las semillas remojar por un par de horas y luego cuélelas. Junte el jugo obtenido de las semillas con el jugo obtenido de la pulpa de fruta. Cocine a fuego lento en una cacerola por 5 minutos. Envase el jugo en un jarro de vidrio limpio y refrigere. Dos docenas de tunas rinden alrededor de un litro de jugo.

CÓCTEL CON JUGO DE CACTUS

½ litro de jugo de cactus helado
½ litro de jugo de arándanos helado
½ litro de ginger ale helada

Mezcle los diferentes jugos en un jarro. Agregue el ginger ale. Humedezca el borde de los vasos con una mezcla de jugo de limón y agua, y luego úntelos en azúcar impalpable. Vierta un poco del cóctel en cada vaso y agregue unos cubos de hielo. Rinde 2 a 3 cócteles.

PONCHE DE CACTUS

½ litro de puré de tuna nopal
½ litro de jugo de manzanas
½ litro de jugo de piña mezclado con jugo de pomelo
½ litro de ginger ale o agua mineral (opcional)

Una el puré de nopal, el jugo de manzanas y el jugo de piña y pomelo. Vierta los jugos en una jarra con hielo. Si lo desea, agregue el ginger ale o agua mineral. Esta receta rinde de 3 a 4 personas pero puede ser ajustada en iguales proporciones para rendir más cantidad.

POSTRES

SALSA DE NOPAL

Una salsa deliciosa para acompañar helados, natillas o pastel de ángel.

¼ taza de azúcar sin refinar
1 cucharada de maicena
⅛ cucharadita de sal
1 taza de puré de tuna
unas gotitas de extracto de almendras
2 cucharadas de jugo de limón

Una el azúcar, la maicena, la sal y el puré de tuna. Cocine la mezcla hasta que esté ligeramente espesa durante 5 minutos aproximadamente. Agregue el extracto de almendras y el jugo de limón y cocine por un par de minutos más. (Para una variación de esta receta, agregue 250 gramos de piña molida. Aumente la cantidad de maicena a 1½ cucharadas. Rinde 2 tazas de salsa.

Para instrucciones de la preparación del puré de tuna, consulte la sección de jugos de este capítulo.

ENSALADA DE TUNA NOPAL AMOLDADA

1 sobre de gelatina sin sabor
¾ taza de agua o de jugo de piña en lata
1 taza de puré de tunas
¼ taza de azúcar sin refinar
⅛ cucharadita de sal
4 cucharadas de jugo de limón o lima
2 cucharaditas de cebollita tierna picada fina
¼ taza de apio picado fino

1 paquete (3 onzas) de queso crema
1 aguacate pequeño
1 taza de piña escurrida y cortada en cubitos o 1 manzana
pelada y cortada en cubitos

Disuelva la gelatina en ¼ del agua o el jugo de piña. Una el
resto del agua o jugo con la pulpa de nopal, el azúcar y la sal y
lleve esta mezcla a punto de ebullición. Vierta la gelatina en la
olla. Disuelva revolviendo todo muy bien. Agregue el jugo de
limón o lima, la cebollita y el apio. Deje enfriar la mezcla hasta
que la gelatina comience a espesar. Corte el queso crema en
cubitos y agréguelo a la gelatina junto con el aguacate, la piña
o la manzana. Vierta en un molde mediano o 6 moldes indi-
viduales. Deje enfriar en el refrigerador hasta que el amoldado
este firme. Para llevarlo a la mesa, desmolde sobre hojas de
vegetales frescos. (Para una variación de esta receta, combine
los primeros 6 ingredientes mostrados en la receta original.
Cuando la mezcla empiece a cuajar agregue fruta fresca en
dados y frutos secos picados). Rinde 3 a 4 porciones.

MÁS GOLOCINAS CON CACTUS

Las recetas a continuacion fueron escritas por Sandall English
e impresas en distintos artículos publicados en el periódico
Arizona Daily Star y en su libro *Fruits of the Desert* (Frutos
del Desierto).[2,3,4]

HELADO DE TUNA DE CACTUS NOPAL

14 tunas medianas
1 taza de agua
2 cucharadas de concentrado de jugo de limón
½ taza de azúcar sin refinar

Lave y pele las tunas y póngalas en la licuadora junto con el
agua. Agregue el concentrado de limón y el azúcar. Mezcle y

vierta en moldes de paletas de helado o use vasitos de plástico y palitos de madera. Congele hasta que estén firmes. Alcanza para 4 paletas.

PAN DE CACTUS NOPAL

1½ tazas de harina sin blanquear
1½ tazas de harina integral
3 cucharaditas de polvos de hornear
½ cucharadita de sal de mar
⅛ cucharadita de macis de nuez moscada
¼ de taza de mantequilla
¼ taza de miel
1 huevo
2 cucharadas de ralladura de naranja
¾ taza de tunas maduras, peladas, sin semillas y picadas
¼ taza de jugo de naranja
¼ taza de jugo de tuna
½ taza de leche
½ cucharadita de extracto de vainilla
1 taza de nueces pecanas picadas

Mezcle la harina, los polvos de hornear, la sal y el macis. En otro bol, bata la mantequilla con la miel y luego agregue el huevo. Agregue la ralladura de naranja, el nopal, los jugos de naranja y cactus, la leche y el extracto de vainilla. Vierta la mezcla liquida sobre los ingredientes secos y únalos bien. Agregue las pecanas. Vierta la mezcla en un molde de pan de 23 por 13 pulgadas previamente engrasado. Hornee a 185°C grados durante 1 hora o hasta que esté cocido. Alcanza para un pan de molde entero.

CREMA BATIDA DE TUNA NOPAL

1 sobre de gelatina sin sabor
¼ taza de azúcar sin refinar
1 taza de jugo de tuna nopal

1 taza de jugo de naranja
2 cucharadas de jugo de limón
1 taza de yogurt bajo en calorías
¼ taza de almendras picadas

Mezcle la gelatina con el azúcar en un bol. En una olla pequeña caliente el jugo de tuna hasta que llegue a punto de hervor y luego viértalo sobre la gelatina, mezclando hasta que se disuelva. Agregue los jugos de limón y naranja, mezcle y deje enfriar. Cuando la gelatina empiece a cuajar, agregue el yogurt y las almendras. Con una batidora de mano, bata hasta que la mezcla este espumosa. Deje enfriar hasta que este firme. Rinde para 6 porciones.

YOGURT HELADO ROSA CON CACTUS Y FRUTOS SECOS

Para esta receta necesitará una maquina para hacer helado.

1 sobre de gelatina sin sabor
1 taza de jugo de tuna (vea la receta en la sección de jugos)
2 huevos enteros separados
1 pote de 1 litro de yogurt natural
1 taza de azúcar sin refinar dividida
2 cucharaditas de extracto de vainilla
½ taza de almendras tostadas

Disuelva la gelatina con el jugo. Deje reposar 5 minutos y luego lleve a punto de hervor, revolviendo hasta que la gelatina esté completamente disuelta. Deje enfriar por 5 minutos. Mientras, bata ligeramente las yemas y luego agregue el yogurt y sólo ¾ de taza de azúcar. Con un batidor mezcle hasta que este suave y homogéneo. Vierta en la mezcla, la gelatina y el extracto de vainilla. En otro bol, bata las claras a punto de nieve. Agregue el resto del azúcar a las claras. Vierta las claras a la mezcla de yogurt y revuelva suavemente. Corrija la cantidad de azúcar si es necesario hasta que quede a su gusto. Vierta la mezcla en un contenedor para helado y refrigérela. Mientras, pique las almendras y tuéstelas en una sartén de fierro sin engrasar. Déjelas enfriar antes de agregarlas a la mezcla de yogurt. Ensamble la maquina para hacer helado y siga las instrucciones de uso del fabricante. Rinde aproximadamente 5½ litros de helado.

MALTEADA DE CACTUS NOPAL

4 cubos de hielo
60 cc. de jugo de tuna helado
60 cc. de jugo de piña helado
2 cucharaditas de jugo de limón
2 cucharaditas de miel (o azúcar sin refinar) al gusto
½ taza de papayas peladas, sin semillas, en cubos
½ taza de leche evaporada descremada

Ponga todos los ingredientes en una licuadora y mézclelos hasta que esté suave y homogéneo. Vierta la mezcla en los vasos y sirva de inmediato. Alcanza para 2 personas.

DULCES DE CACTUS

7 a 8 tunas lavadas
2 sobres de gelatina sin sabor
1½ taza de agua
2 tazas de azúcar sin refinar
⅛ cucharadita de sal
azúcar impalpable para espolvorear

Ponga las tunas y solo una taza de agua en una licuadora y hágalas jugo. Con un paño de muselina, cuele el jugo y elimine las semillas. Mida una taza de jugo de tuna. Disuelva la gelatina con el resto del agua. En una olla pequeña mezcle y lleve a punto de hervor el jugo de tuna, el azúcar y la sal. Agregue la gelatina a la olla caliente y revuelva hasta que estén completamente disueltos. Hierva a fuego lento por 10 minutos.

Vierta la mezcla en una bandeja de pastelería de 52 centímetros cuadradas. Deje que la preparación cuaje por lo menos 12 horas. Corte los dulces en cubos pequeños y espolvoréelos abundantemente con azúcar impalpable. Alcanza para 3 ó 4 porciones.

Proveedores de cactus nopal

A continuación se ofrece una lista de productos naturales y alimentos clave así como compañías de suplementos dietéticos presentes en el mercado de los E.E.U.U. Estas compañías comercializan las palas, fruta y flores del cactus nopal o combinaciones de estas tres partes de la planta como parte del surtido de una línea de productos.

Para una fuente de información más actualizada por favor visite mi sitio web en: **www.cactusmedicine.com.**

SUPLEMENTOS NUTRICIONALES

Aztec Ltd.
P.O. Box 30, Ponteland
Newcastle Upon Tyne NE20 9YL
Reino Unido
001-44-1670-1513060
www.nopalaztec.com
Productos: Cápsulas de cactus Nopal, concentrado líquido, y polvos deshidratados

Bio Serae
N 1 Avenue de la Preulihe
Parc Technologique du Lauragais
11150 Bram, Francia
011-33-4-68-76-76-20
www.neopuntia.com
Productos: Bloqueador de grasa estandarizados que previenen la absorción de las grasas en el intestino grueso.

Cactu Life
P.O. Box 349
Corona Del Mar, CA 92625
949-640-8991
www.cactulife.com
Productos: Cápsulas de paletas de cactus nopal para perder peso,
diabetes, colesterol y, sistema inmune en general.

Desert Bloom International
3255 Wilshire Blvd., Ste. 1708
Los Angeles, CA 90010
213-384-0500
www.nopaljuice.com
Productos: Suplementos vitamínicos de extracto de nopal

Herbamed Ltd.
Kiryat Weizmann Science
Industrial Park
Rehovot, Israel
www.herbamed.co.il
Productos: Prostacal

HVL Douglas Laboratories
600 Boyce Rd.
Pittsburgh, PA 15205-9742
412-494-0122
www.douglaslabs.com
Productos: Nopal Leaf Vegicaps (cápsulas), Formula VRC (Soporte
Natural al Sistema Inmune)

Nature's Sunshine Products, Inc.
75 E. 1700 South
Provo, UT 84606
801-342-4300
www.naturessunshine.com
Productos: Nopal y SugarReg (regulador de azucares)

Nature's Way
10 Mountain Springs Parkway
Springville, Utah 84663
801-489-1500
www.naturesway.com
Productos: Flores de Cactus Nopal, Fórmula para el control de
azúcares en la sangre, ProstActive (para la próstata)

Neem Tree Farms
601 Southwood Cv.
Brandon, FL 33511-7134
813-661-8873
www.neemtreefarms.com
Productos: Nopal orgánico certificado por la USDA (Administración
Americana para el control de Drogas)

Nutraceutical International Corporation
1400 Kearns Blvd., 2nd Fl.
Park City, UT 84060
800-669-8877
www.nutraceutical.com
Productos: Defensa en contra de los azucares en la sangre y Planta en
Paz: El Alimento Supremo

Perfect Equation, Inc.
2460 Coral St.
Vista, CA 92081
760-599-6079
www.perfectequation.net
Productos: HPF (Formula para prevenir una resaca), Prepair

Solgar Vitamin and Herb
500 Willow Tree Rd.
Leonia, NJ 07605
877-765-4274
www.solgar.com
Productos: Cápsulas vegetales de complejo Saw Palmetto Pygeum
Lycopene (Palmera de Florida o Sabal)

Swanson Health Products
Customer Care
P.O. Box 2803
Fargo, ND 58108-2803
800-603-3198
www.swansonvitamins.com
Productos: *NeOpuntia,* Polvo de Cactus Nopal, y productos de Nopal de marca

FABRICANTES DE LA INDUSTRIA ALIMENTICIA Y DE BEBIDAS (ALIMENTOS EMBASADOS)

Arizona Cactus Ranch
P.O. Box 8
Green Valley, AZ 85622
800-582-9903
www.arizonacactusranch.com
Productos: Néctar de Cactus Nopal, Salsa de fruta a base de cactus, Crema para untar de cactus nopal y Salsas de cactus nopal
Nota: Al momento de esta publicación, el cactus nopal de Arizona Cactus Ranch estaba siendo usado para investigaciones científicas para determinar el potencial del cactus en la prevención de diferentes tipos de cáncer.

Cactus Candy Co.
3010 N 24th St.
Phoenix, AZ 85016-7816
602-956-4833
www.cactuscandy.com
Productos: Caramelos de Cactus, Jarabe de cactus nopal, Jaleas de cactus y mermelada de cactus nopal.

Cheri's Desert Harvest
1840 E Winsett
Tucson, AZ 85719-6548
800-743-1141
www.cherisdesertharvest.com

Productos: Jaleas de cactus y manzanas, jaleas de cactus nopal, miel de cactus, mermelada de cactus, chocolates con cactus y caramelos de cactus nopal

Desert Rose Foods, Inc.

P.O. Box 28247
Scottsdale, AZ 85255
800-937-2572
www.desertrosefoods.biz
Productos: Ketchup de cactus y caramelos de cactus

Doña Maria, una línea del Grupo Herdez, S.A. de C.V.

Corporativo Cinco S.A. de C.V.
Monte Pelvoux No. 125
Col. Lomas de Chapultepec
C.P. 11000 México, D.F.
011-52-55-5201-5655
www.grupoherdez.com.mx
Producto: Brotes de cactus tiernos o nopalitos

Embasa Foods

(Una Subsidiaria de Authentic Specialty Foods, Inc.)
4340 Eucalyptus Ave.
Chino, CA 91710-9705
888-236-2272
www.embasa.com
Producto: Brotes de cactus tiernos o nopalitos en rodajas

Goya Foods, Inc.

100 Seaview Dr.
Secaucus, NJ 07094
201-348-4900
www.goyafoods.com
Producto: Nopalitos

Royal Crown Foods

780 Epperson Dr.
City of Industry, CA 91748

626-854-8080
www.mexgrocer.com
Producto: Nopalitos Corona Real

Vilore Foods Company, Inc.
8220 San Lorenzo Dr.
Laredo, TX 78045
956-726-3633
www.vilore.com
Producto: Nopalitos la Costeña

FABRICANTES EN LA INDUSTRIA COSMÉTICA

Los cosméticos a base de cactus nopal son un producto nuevo y emergente. Hay varias boutiques y compañías que ofrecen cosméticos con cactus nopal entre las líneas de productos ya existentes. Se estima que existen cientos de compañías vendiendo una variedad de productos cosméticos o productos de sanación de uso tópico, a base de nopal. Estos productos incluyen champús, acondicionadores, geles y aceites esenciales.

Arizona Natural Resources, Inc.
2525 E Beardsley Rd.
Phoenix, AZ 85050-1322
602-569-6900
www.arizonanaturalresources.com
Productos: Jabón Líquido para la ducha a base de Nopal, Loción de Nopal para manos y cuerpo, Espuma de baño de cactus Nopal

Cactus Juice
(Safe Solutions, Inc.)
1007 North Cactus Tr.
Seymour, TX 76380
940-888-5222
www.cactusjuicetm.com
Productos: Protectores solares, para la piel o para actividades al aire libre a base de cactus nopal, *Miracle Gel* (Gel milagroso), Loción total

para el cuerpo Desert Spring (Primavera de Desierto), Protectores en spray para la piel o la vida al aire libre.

Nanny's Best
2928 CR 409
Hamilton, TX 76531-3024
254-386-3622
www.nannysbest.com
Productos: Producto *Paws and Claws,* Limpiadores multi uso para el hogar, Lociones humectantes, Champú, Repelentes de Insectos y Champú para mascotas.

Santa Fe Soap Co.
369 Montezuma Ave., #167
Santa Fe, NM 87501
888-762-7227
www.santafesoap.com
Producto: Jabón de Cactus

Totally You
2700 Business Center Blvd.
Melbourne, FL 32940
800-254-5900
www.totallyyou.com
Productos: Acondicionador, Champú y Gel Modelador a base de Cactus Nopal y Arcilla Marina.

Cactus Mary's
3219 Altura Ave.
El Paso, TX 79930-4429
915-565-7825
www.cactusmary.com
Producto: Jabón de Cactus Nopal

DISTRIBUIDORES DE BEBIDAS
ALCOHOLICAS

Aguirre Tequila Imports
1225 Santo Domingo Ave.
Duarte, CA 91010
626-359-1913
www.lajaula.com.mx

Productos: El Gran Tunal (agua ardiente de tuna de cactus nopal),
Vino Hacienda la Jaula (Vino de Cactus Nopal), Copil (licor de tuna
de cactus nopal)

Educación herbaria y servicios en productos naturales

A continuación, se presentan algunas de las instituciones más prominentes en el campo de la educación que trabajan en el tema de las hierbas y la investigación científica herbolaria. También se incluye información de contacto de mi propia compañía, NutraConsulting, la cual se dedica a expandir el acceso, disponibilidad y el éxito en los mercados de productos naturales.

NutraConsulting
333 River St., Ste. 650
Hoboken, NJ 07030
551-655-8976
www.nutraconsulting.com
Nutra Consulting fue fundada en el 2002 por el autor de este libro, Ran Knishinsky. La especialidad de esta empresa es la investigación estratégica, el desarrollo de nuevos productos, la gestión en la cadena de suministros y servicios de comercialización y marketing de productos botánicos, vegetales, nutracéuticos y arcillas minerales que no han sido descubiertos aun, o están sub-desarrollados o sub-utilizados en el mercado. La empresa identifica aquellos productos de interés potencial para ser vendidos al por menor como suplementos alimenticios o productos naturales SKUs, dentro o fuera de los canales de comercio de productos naturales.

American Botanical Council
6200 Manor Rd.
Austin, TX 78723

www.herbalgram.org

El *American Botanical Council* (Consejo Americano para la Botánica) es una organización sin fines de lucro dedicada a la educación e investigación y co-autores, junto con *Herb Research Foundation* (Fundación para la investigación herbaria), de la revista *HerbalGram.* Además se dedican a la publicación de folletos sobre distintas hierbas y la reimpresión de artículos científicos.

The American Herbalists Guild

1931 Gaddis Rd.
Canton, GA 30115
770-751-6021
www.americanherbalistguild.com

Los miembros de *American Herbalists Guild* (miembros de la Asociación Herbolaria Americana) incluyen desde profesionales clínicos hasta etnobotánicos que están comprometidos con el avance de la medicina herbaria. Esta institución puede proveer un directorio de escuelas y profesores del área.

American Herbal Pharmacopoeia

P.O. Box 66809
Scotts Valley, CA 95067
831-461-6318
www.herbal-ahp.org

La *American Herbal Pharmacopoeia* (Farmacopea Americana de Herbolaria) promueve el arte y la ciencia de la sanación, provee conocimiento sobre medicinas a base de plantas a profesionales médicos y a otros profesionales del área de la salud. También publican monografías sobre hierbas.

Association of Natural Medicine Pharmacists (ANMP)

P.O. Box 150727
San Rafael, CA 94915
415-479-1512
www.anmp.org

La *Association of Natural Medicine Pharmacists* (Asociación de Farmacéuticos de Medicina Natural) ayuda a crear conciencia sobre medicina herbaria y provee materiales educativos sobre medicinas naturales a farmacéuticos practicantes.

Herb Research Foundation
4140 15th St.
Boulder, CO 80302
303-449-2265
www.herbs.org

La *Herb Research Foundation* (Fundación para la Investigación Herbaria) proporciona material actualizado de investigaciones y estudios a consumidores, médicos, farmacéuticos, científicos y miembros de la industria de alimentos naturales. Son también co-autores de la revista *HerbalGram* que publican en conjunto con el American Botanical Council.

North American Institute of Medical Herbalism
P.O. Box 20512
Boulder, CO 80308
www.medherb.com

El *North American Institute of Medical Herbalism* (Instituto Norte-Americano de Medicina Herbaria) proporciona enlaces y conexiones a información medica relativa al campo de la Medicina Herbaria y la practica de medicina botánica ejercida en entornos clínicos. Publica un boletín cuatrimestral llamado *Medical Herbalism* (Herbolaria Médica) escrito principalmente por profesionales de medicina herbaria.

Guía de recursos para la diabetes y enfermedades del corazón

Para mayor información sobre diabetes y enfermedades del corazón y para derivaciones a profesionales del área dentro de los Estados Unidos, usted puede contactar las siguientes instituciones:

American Association of Diabetes Educators (AADE)
100 West Monroe St., Ste. 400
Chicago, IL 60603
800-338-3633
www.aadenet.org
La AADE (Asociación Americana para Educadores sobre la Diabetes) esta dedicada a promover el papel del educador en diabetes y la mejora de la calidad de la educación y atención de la diabetes.

American Association of Naturopathic Physicians
3201 New Mexico Ave., NW Ste. 350
Washington, DC 20016
866-538-2267
www.naturopathic.org
La *American Association of Naturopathic Physicians* (Asociación Americana de Médicos Naturópatas) proporciona una red de referencias a nivel nacional de profesionales acreditados o licenciados. Publica también un boletín trimestral accesible para profesionales y público en general.

American Diabetes Association (ADA)

ADA National Service Center
ATTN: National Call Center
1701 North Beauregard St.
Alexandria, VA 22311
800-Diabetes (800-342-2383)
www.diabetes.org
La misión de la *American Diabetes Association* (Asociación Americana para La Diabetes) es prevenir y curar la diabetes y mejorar las vidas de las personas afectadas por esta enfermedad.

American Dietetic Association

120 S. Riverside Plaza, Ste. 2000
Chicago, IL 60606
800-877-1600
www.eatright.org
La American Dietetic Association (Asociación Americana de la Dieta Alimenticia) promueve una nutrición óptima y el bienestar general de las personas protegiendo los derechos de sus miembros.

American Heart Association

7272 Greenville Ave
Dallas, TX 75231
800-242-8721
www.americanheart.org
La *American Heart Association* (Asociación Americana del Corazón) es una agencia de salud sin fines de lucro, dedicada a la lucha en contra de enfermedades del corazón, ataques cardíacos, y otras enfermedades cardiovasculares.

American Holistic Medical Association

12101 Menaul Blvd., NE, Ste. C
Albuquerque, NM 87112
505-292-7788
www.holisticmedicine.org
La *American Holistic Medical Association* (Asociación Americana de Medicina Holítica) es una organización de doctores holíticos y osteópatas que practican la medicina integrada y que pueden proveer una

lista de médicos practicantes de esta disciplina a los consumidores de cualquier localidad.

Centers for Disease Control and Prevention

National Center for Chronic Disease Prevention and Health Promotion
1600 Clifton Rd.
Atlanta, GA 30333
800-311-3435
www.cdc.gov

Este centro está encargado de reducir el problema de la diabetes en los Estados Unidos a través de la planificación, coordinación y evaluación de los esfuerzos federales para traducir y diseminar los resultados de nuevas y prometedoras investigaciones científicas sobre la diabetes en gestiones de las prácticas clínicas y en la salud pública.

International Diabetes Center (IDC)

3800 Park Nicollet Blvd.
Minneapolis, MN 55416
888-825-6315
www.parknicollet.com/diabetes

IDC (Centro Internacional de la Diabetes) se asocia con profesionales de la salud a través del mundo para promover un mejor tratamiento del paciente diabético. Ofrecen programas educacionales para enfermos de diabetes, y programas de entrenamiento para profesionales que se enfocan en el trabajo de equipo en el manejo de la diabetes.

International Diabetes Federation (IDF)

19 Avenue Emile De Mot, B-1000
Brussels, Belgium
011-322-538-55-11
011-322-538-51-14 (fax)
www.idf.org

La IDF (Federación Internacional para la Diabetes) es una alianza de 183 asociaciones nacionales para la diabetes en 142 países. El objetivo de la IDF es coordinar los esfuerzos de todas las personas a través del globo que están trabajando para combatir la diabetes, ya sea profesionales o publico general. La IDF ayuda a combinar estos esfuerzos para impulsar las causas de las personas afectadas por la diabetes.

Joslin Diabetes Center

1 Joslin Pl.
Boston, MA 02215
617-732-2415
www.joslin.org
El Joslin Diabetes Center es un centro internacional líder en estudios científicos, tratamientos y educación de la diabetes tanto para profesionales como para pacientes diabéticos. Fue creado en 1898 y está afiliado con la Escuela de Medicina de la Universidad de Harvard.

Juvenile Diabetes Research Foundation (JDRF)

120 Wall St.
New York, NY 10005
800-JDF-CURE
www.jdf.org
La JDRF (Fundación para la investigación de Diabetes Juvenil) fue fundada en 1970 por padres de niños con diabetes. La misión de la fundación es encontrar la cura para la diabetes y sus complicaciones por medio del apoyo para la investigación científica. JDRF opera bajo un modelo de empresa global lo cual le permite destinar al menos 80 centavos por cada dólar recaudado para la investigación y la educación sobre investigación científica.

National Diabetes Information Clearinghouse (NDIC)

1 Information Way
Bethesda, MD 20892-3560
www.diabetes.niddk.nih.gov
La NDIC (Centro Nacional Clearinghouse para la información sobre Diabetes) es un servicio derivado de NIDDK (Instituto Nacional de la Diabetes y Enfermedades del Hígado y Sistema Digestivo) diseñado para incrementar el conocimiento y el entendimiento sobre diabetes en pacientes, familias, profesionales de la salud y personal del sector público.

The National Institute of Diabetes and Digestive and Kidney Diseases (NIDDK)

Office of Communications and Public Liaison, NIDDK, NIH
Bldg. 31, Rm. 9A04 Center Dr., MSC 2560
Bethesda, MD 20892-2560
www.niddk.nih.gov

La misión de la NIDDK (Instituto Nacional de la Diabetes y Enfermedades del Higado y Sistema Digestivo) es conducir o apoyar investigaciones científicas sobre problemas renales, urológicos, hematológicos, digestivos, metabólicos y endocrinos, así como problemas relacionados con la diabetes y la nutrición. La NIDDK también provee una gran cantidad de información sobre salud de fácil acceso para el público.

Notas

CAPÍTULO 1: MEDICINA CACTARIA

1. Richard Stephen Felger y Mary Beck Moser, *People of the Desert and Sea: Ethnobotany of the Seri Indians* (Tucson: University of Arizona Press, 1985), 109.

2. Kathleen Walker, "The Cactus Cookers: Serving up the Fruit of the Desert," *Arizona Highways* (Feb 1996): 23–25.

3. Ibid.

4. Mark Blumenthal, "Herbal Update: Testing Botanicals," *Whole Foods* 20, no. 7 (1997): 52.

5. Ibid.

6. Robert A. DiSilvestro, "Flavonoids as Antioxidants" en Ira Wolinsky y James F. Hickson, ed., *Handbook of Nutraceuticals and Functional Foods* (Boca Raton, Fla.: CRC Press, LLC, 2001), 127–42.

7. L. Bravo, "Polyphenols: Chemistry, Dietary Sources, Metabolism, and Nutritional Significance," *Nutrition Review* 56, no. 11 (Nov 1998): 317–33.

8. Z. Min y X. Peigen, "Quantitative Analysis of the Active Constituents in Green Tea. *Phytotherapy Research* 5 (1991): 239–40.

9. E. L. Pautler, J. A. Maga, y C. Tengerdy, "A Pharmacologically Potent Natural Product in the Bovine Retina," *Experimental Eye Research* 42 (1986): 285–88.

10. Murray, *The Healing Power of Herbs,* 54.

11. B. Schwitters y Jacques Masquelier, "OPC in Practice: Biflavanols and Their Application," Alfa Omega, Rome (1993)," en Michael T. Murray, *The Healing Power of Herbs,* 186.

12. M. M. Kanter, "Free Radicals and Exercise: Effects of Nutritional Antioxidant Supplementation," *Exercise Sports Science Review* 23 (1995): 375–97.

13. Lisa Schofield, "The ABC's of OPC's," *Vitamin Retailer* 4, no. 11 (Nov 1997): 18–24.

14. Amanda Spake, "Tea Time," *US News & World Report* 132, no. 17, 20 May 2002, p. 52.

15. Ibid.

16. C. Ghiringhelli, F. Gregoratti, y F. Marastoni, "Capillarotropic Action of Anthocyanosides in High Dosage in Phlebopathic Statis," *Minerva Cardioangiologica* 26 (1978): 255–76.

17. Michael T. Murray, *The Healing Power of Herbs: The Enlightened Person's Guide to the Wonders of Medicinal Plants* (Rocklin, Calif.: Prima Publishing, 1995), 186.

18. DiSilvestro, "Flavonoids as Antioxidants," 127–42.

19. Ibid.

20. B. M. Babior, "The Respiratory Burst Oxidase," *Current Opinion Hematol* 2 (1995): 55–60.

21. J. P. Kehrer, "Free Radicals as Mediators of Tissue Injury and Disease," *Critical Reviews in Toxicology* 23 (1993): 21–48.

22. O. A. Parks y D. N. Granger, "Xanthine Oxidase: Biochemistry, Distribution, and Psychology," *Acta Physiologica Scandinavica* 5485 (1986): 87–99.

23. Y. Pingzhang, Z. Jinying, et al., "Experimental Studies of the Inhibitory Effects of Green Tea Catechin on Mice Large Intestinal Cancers Induced by 1, 2–dinethylhydrazine," *Cancer Letters* 79 (1994): 33–38.

24. Murray, *The Healing Power of Herbs*, 16–17.

25. C. Ho, et al., "Antioxidative Effect of Polyphenol Extract Prepared from Various Chinese Teas," *Preventative Medicine* 21 (1992): 4050–52.

26. Albert I. Wertheimer, Richard Levy, y Thomas W. O'Connor, "Too Many Drugs? The Clinical and Economic Value of Incremental Innovations," *Investing in Health: The Social and Economic*

Benefits of Health Care Innovation 14 (2001): 77–118.

27. Burton Goldberg Group, *Alternative Medicine, the Definitive Guide* (Puyallup, Wash.: Future Medicine Publishing, Inc., 1993), 254.

28. N. R. Farnsworth, et al., "Medicinal Plants in Therapy," *Bulletin of the World Health Organization* 63, no. 6 (1985): 965–81. Reimpreso en *Alternative Medicine, the Definitive Guide.*

29. Ran Knishinsky, *The Prozac Alternative,* (Rochester, Vt.: Healing Arts Press, 1998), 9.

30. Burton Goldberg Group, *Alternative Medicine,* 254–55.

31. Ibid.

32. Ibid.

33. Ibid.

CAPÍTULO 2: ¿QUÉ ES UN CACTUS?

1. W. Hubert Earle, *Cacti of the Southwest* (Tempe, Ariz.: Rancho Arryo, 1980): 1–5.

2. William G. McGinnies, *Discovering the Desert* (Tucson: The University of Arizona Press, 1981): 186.

3. Earle, *Cacti of the Southwest,* 1–5.

4. Reg. Manning, *What Kinda Cactus Izzat?* (Phoenix: Reganson Cartoon Books, 1964), 3.

5. Benson Lyman, *The Cacti of Arizona* (Tucson: University of Arizona Press, 1984), 29.

6. Manning, *What Kinda Cactus Izzat?,* 5.

7. McGinnies, *Discovering the Desert,* 17–25.

8. Ibid.

9. Edward Abbey y los Editores de Time-Life Books, *Cactus Country* (New York: Time Life Books, 1973), 95.

CAPÍTULO 3: PARTES SANADORAS
DEL CACTUS NOPAL

1. Kazeminy, "Report of Laboratory Analysis—Mineral" conducido por Irvine Analytical Laboratories, Incorporated en mues-

trasde vida Cactaria deshydratada *Opuntia streptacantha.* 30 Noviembre 1995.

2. Kazeminy, "Report of Laboratory Analysis - Amino Acid Profile" conducido por Irvine Analytical Laboratories, Incorporated en muestras de vida cactaria deshydratada *Opuntia streptacantha.* 7 Julio 1994.

3. Karen Shapiro y William C. Gong, "Use of Herbal Products for Diabetes by Latinos," *Journal of the American Pharmaceutical Association,* 42, no. 2 (Mar/Apr 2002): 278–82.

4. Ibid.

5. Alberto C. Frati-Munari, Blanca E. Gordillo, Perla Altamirano, y C. Raul Ariza, "Hypoglycemic Effect of *Opuntia streptacantha* Lemaire in NIDDM," *Diabetes Care* 2, No. 1 (Enero 1998): 63–66.

6. Sandall English, "Cacti for Connoisseurs," *The Arizona Daily Star,* 18 Mayo 1994.

7. Walker, "The Cactus Cookers," 23–25.

CAPÍTULO 4: LA CONEXIÓN CACTUS-DIABETES

1. "Cactus Lowers Blood Glucose Levels," *Science News* 133, no. 4, (Jan 1988).

2. R. Ibanez-Camacho, M. Meckes-Lozoya, y V. Mellado-Campos, "The Hypoglycemic Effect of *Opuntia streptacantha* Studied in Different Animal Experimental Models," *Journal of Ethnopharmacology* 7 (1983): 175–81.

3. A. C. Frati-Munari, A. Yever-Garces, M. Becerril, S. Isals, R. Ariza, "Studies on the Mechanism of 'Hypoglycemic' Effect of Nopal (*Opuntia* sp.)", *Archivos de Investigacion. Medica (México)* 18 (1987): 7–12.

4. Frati-Munari, Gordillo, Altamirano, y Ariza, "Hypoglycemic Effect of *Opuntia streptacantha* Lemaire in NIDDM," 63–66.

5. A. C. Frati-Munari, J. A. Fernandez-Harp, M. Becerril, A. Chavez-Negrete, M. Banales-Ham, "Decrease in Serum Lipds, Glycemia

and Body Weight by *Plantago psyllium* in Obese and Diabetic Patients," *Archivos de Investigación Medica (México)* 14 (1983): 259–68.

6. David Cameron-Smith y Gregory R. Collier, "Dietary Fiber and Glucose Metabolism and Diabetes," in *Handbook of Dietary Fiber* (New York: Marcel Dekker, Inc., 2001), 107–21.

7. M. Meckes-Lozyoa y R. Roman-Ramos, "*Opuntia streptacantha*: A Coadjutor in the Treatment of Diabetes Mellitus," *American Journal of Chinese Medicine* 14, nos. 3–4 (1986): 116–18.

8. Ibanez-Camacho, et al., "The Hypoglycemic Effect of *Opuntia streptacantha* Studied in Different Animal Experimental Models," 175–81.

9. Ibid.

10. R. Roman-Ramos, J. L. Flores-Saenz, y F. J. Alarcon-Aguilar, "Anti-hyperglycemic Effect of Some Edible Plants," *Journal of Ethnopharamacology* 48 (1995): 25–32.

11. A. C. Frati-Munari, B. E. Gordollo, P. Altamirano, C. R. Ariza, R. Cortes-Franco, A. Chavez-Negrete, S. Islas-Andrade, "Influence of Nopal Intake Upon Fasting Glycemia in Type II Diabetics and Healthy Subjects," *Archivos de Investigacion Medica (Mexico)* 22, no. 1 (1991): 51–56.

12. A. C. Frati-Munari, J. A. Fernandez-Harp, H. De la Riva, R. Ariza-Andraca, y M.C. Torres, "Effects of Nopal (*Opuntia* sp.) on Serum Lipids, Glycemia and Body Weight," *Archivos de Investigacion Médica (Mexico)* 14 (1983): 117–25.

13. A. C. Frati-Munari, J. A. Fernandez-Harp, M. Banales-Ham, y C. R. Ariza-Andraca, "Decreased Blood Glucose and Insulin by Nopal (*Opuntia* sp.)," *Archivos de Investigación Médica (México)* 14 (1983): 269–73.

14. M. Meckes-Lozyoa y R. Ibanez-Camacho, "Hypoglycemic Activity of *Opuntia Streptacantha* Throughout Its Annual Cycle," *American Journal of Chinese Medicine* 17, nos. 3–4 (1989): 221–24.

15. A. C. Frati, N. Díaz Xilotl, P. Altamirano, R. Ariza, R. Lopez-

Lesema, "The Effect of Two Sequential Doses of *Opuntia Streptacantha* upon Glycemia," *Archivos de Investigación Médica (México)* 22, nos. 3–4 (1991): 333–36.

16. A. C. Frati-Munari, L. M. Del Valle-Martinez, C. R. Ariza-Andraca, S. Isals-Andrade, A. Chavez-Negrete, "Hypoglycemic Action of Different Doses of Nopal (*Opuntia streptacantha* Lemaire) in Patients with Type II Diabetes Mellitus," *Archivos de Investigaccion Medica (México),* 20, no. 2 (1989): 197–201.

17. A. C. Frati-Munari, Gil. U. Rios, C. R. Ariza-Andraca, S. Islas-Andrade, R. Lopez-Ledesma, "Duration of the Hypoglycemic Action of *Opuntia streptacantha,*" *Archivos de Investigación Médica (México),* 20, no. 4 (1989): 297–300.

18. A. C. Frati-Munari, R. Licona-Quesada, C. R. Araiza-Andraca, R. Lopez-Ledesma, A. Chavez-Negrete, "Activity of *Opuntia strepta-cantha* in Healthy Individuals with Induced Hyperglycemia," *Archivos de Investigación Medica (México)* 21, no. 2 (1990): 99–102.

19. A. C. Frati-Munari, E. Altamirano-Bustamente, N. Rodríguez-Barcenas, R. Ariza-Andraca, R. López-Ledesma, "Hypoglycemic Action of *Opuntia streptacantha* Lemaire: Study Using Raw Extracts," *Archivos de Investigacion Medica (México)* 20, no. 4 (1989): 321–25.

20. A. C. Frati-Munari, C. León, R. Ariza-Andraca, M.B. Banales-Ham, R. López-Ledesma, S. Lozoya, "Effect of a Dehydrated Extract of Nopal *(Opuntia ficus-indica)* on Blood Glucose," *Archivos de Investigacion Medica (México),* 20, no. 3 (1989): 211–16.

21. A.C. Frati, E. Jiminez, y C.R. Ariza, "Hypoglycemic Effect of *Opuntia ficus-indica* in Non Insulin-dependent Diabetes Mellitus Patients," *Phytotherapy Research* 4, no. 5 (1990): 195–97.

22. A. C. Frati-Munari, O. Vera Lastra, C. R. Ariza Andraca, "Evaluation of Nopal Capsules in Diabetes Mellitus," *Gaceta Medica de México,* 128, No. 4 (1992): 431–36.

23. A. Trejo-Gonzalez, G. Gabriel-Ortiz, A. M. Puebla-Pérez, M. D. Huizar-Contrera, M. R. Munguia-Mazariegos, S. Meja-Arreguin, E. Calva, "A Purified Extract from Prickly Pear Cactus (*Opuntia fuliginosa*) Controls Experimentally Induced Diabetes in Rats," *Journal of Ethnopharamacology* 55, no. 1 (Dic. 1996): 27–33.

24. Jane Erickson, "Eating Prickly Pear Can Cut 'Bad' Cholesterol, UA Scientist Says," *Arizona Daily Star,* 2 February 1992.

25. Marina Perfumi y Rosalia Tacconi, "Antihyperglycemic Effect of Fresh *Opuntia Dilleni* Fruit from Tenerife (Canary Islands)," *International Journal of Pharmacognosy* 34, no. 1 (1996): 41–47.

CAPÍTULO 5: LA CONEXIÓN CACTUS-COLESTEROL

1. Erickson, "Eating Prickly Pear Can Cut 'Bad' Cholesterol, UA Scientist Says".

2. Maria Luz Fernandez, "Pectin: Composition, Chemistry, Physicochemical Properties, Food Applications, and Physiological Effects," en Susan Sungsoo y Mark L. Dreher, ed., *Handbook of Dietary Fiber* (New York: Marcel Dekker, Inc., 2001), 583–601.

3. M. L. Fernández, Emme C. K. Lin, Augusto Trejo, y D. J. McNamara, "Prickly Pear (*Opuntia* sp.) Pectin Alters Hepatic Cholesterol Metabolism without Affecting Cholesterol Absorption in Guinea Pigs Fed a Hypercholesterolemic Diet," *The Journal of Nutrition* 124 (1994): 817–24.

4. M. L. Fernández, Emme C. K. Lin, Augusto Trejo, y D. J. McNamara, "Prickly Pear (*Opuntia* sp.) Pectin Reverses Low Density Lipoprotein Receptor Suppression Induced by a Hypercholesterolemic Diet in Guinea Pigs," *The Journal of Nutrition* 122 (1992): 2330–40.

5. M. L. Fernandez, Emme C. K. Lin, Augusto Trejo, y D. J. McNamara, "Pectin Isolated from Prickly Pear (*Opuntia* sp.) Modifies Low Density Lipoprotein Metabolism in Cholesterol-

Fed Guinea Pigs," *The Journal of Nutrition* 120 (1990): 1283–90.

6. Ibid.

7. M. L. Fernandez, Dong Ming Sun, Mark A. Tosca, y Donald J. McNamara, "Citrus Pectin and Cholesterol Interact to Regulate Hepatic Cholesterol Homeostasis and Lipoprotein Metabolism A Dose-Response Study in Guinea Pigs," *The American Journal of Clinical Nutrition,* 59 (1994): 669–878.

8. Fernández, Lin, Trejo, y McNamara, "Prickly Pear (*Opuntia* sp.) Pectin Reverses Low Density Lipoprotein Receptor Suppression Induced by a Hypercholesterolemic Diet in Guinea Pigs," 2330–40.

9. B. Frei, R. Strocker, y B. N. Ames, "Small Molecule Antioxidant Defenses in Human Extracellular fluids," 23–45, in Jeong-Chae Lee, et al., "Effects of Cactus and Ginger Extracts as Dietary Antioxidants on Reactive Oxidant and Plasma Lipid Level," Food Science and Biotechnology 9, no. 2 (2000).

10. Jeong-Chae Lee y Kye-Taek Lim, "Effects of Cactus and Ginger Extracts as Dietary Antioxidants on Reactive Oxidant and Plasma Lipid Level," *Food Science and Biotechnology* 9, no. 2 (2000): 83–88.

11. Ibid.

12. J. Regnstrom, J. Nilsson, P. Tornvail, C. Landou, y A. Hamsten, "Susceptibility to Low-density Lipoprotein Oxidation and Coronary Atherosclerosis in Man," *Lancet* 339 (1992): 1183–86, en Lee, Jeong-Chae, et. al.

13. M. Torres, R. Posadas, J. Zamora, A. Trejo, S. Ichazo, G. Cardoso, C. Posadas, "Efficacy and Safety of Prickly Pear Pectin (*Opuntia* sp.) in Patients with Mild Hypercholesterolemia. XII International Sym-posium on Drugs Affecting Lipid Metabolism," Houston (1995): 153.

14. Ibid.

15. J. J. Cerda, S. J. Normann, M. P. Sullivan, C. W. Burgin, F. L. Robbins, S. Vathada, P. Leelachaikul, "Inhibition of

Atherosclerosis by Dietary Pectin in Microswine with Sustained Hypercholesterolemia," *Circulation* 89 (1994): 1247–53, en Fernandez, "Pectin: Composition, Chemistry, Physicochemical Properties, Food Applications, and Physiological Effects".

16. Fernandez, "Pectin: Composition, Chemistry, Physicochemical Properties, Food Applications, and Physiological Effects," 583–601.

17. M. Kay, A. S. Truswell, "Effect of Citrus Pectin on Blood Lipids and Fecal Steroid Excretion in Man," *American Journal of Clinical Nutrition* 30 (1977): 171–75.

18. T. A. Miettinen, S. Tarpila, "Effect of Pectin on Serum Cholesterol, Fecal Bile Acids and Biliary Lipids in Normolipidemic and Hyperlipidemic Individuals," *Clinica Chimica Acta: International Journal of Clinical Chemistry* 79 (1977): 471–77.

19. D. J. A. Jenkins, A. R. Leeds, C. Newton, J. H. Cummings, "Effect of Pectin, Guar Gum and Wheat Fibre on Serum Cholesterol," *Lancet* 1 (1975): 1116–17.

20. Maria Luz Fernandez, "Pectin: Composition, Chemistry, Physicochemical Properties, Food Applications, and Physiological Effects," 596.

CAPÍTULO 6: OTROS BENEFICIOS Y TRATAMIENTOS CON CACTUS NOPAL

1. Walker, "The Cactus Cookers," 23–25.

2. Michael Moore, *Medicinal Plants of the Desert and Canyon West* (Santa Fe: Museum of New Mexico Press, 1989): 89–91.

3. Julia Frances Morton, *Atlas of Medicinal Plants of Middle America: Bahamas to Yucatan* (Springfield, Ill.: Charles C. Thomas Publisher, 1981): 605–6.

4. Ibid.

5. Ibid., 607.

6. E. H. Park y M. J. Chun, "Wound Healing Activity of *Opuntia ficus-indica*," *Fitoterapia* 2, no. 2 (Feb 2001): 165–67.

7. E. H. Park, J. H. Kahng, E. A. Paek, "Studies on the Pharmacological Actions of Cactus: Indentification of Its Anti-inflammatory Effect," *Archives of Pharmacal Research* 21 (Feb 1998): 30–34.

8. Douglas Schar, "The Workout Herb," *Prevention* (Abril 2003): 55.

9. D. Palevitch, G. Earon, y I. Levin, "Treatment of Benign Prostatic Hypertrophy with *Opuntia ficus-indica (L.) Miller," Journal of Herbs, Spices & Medicinal Plants,* 2 no. 1 (1993): 45–49.

10. B. Giuseppe, F. Carimi, y P. Inglese, "Past and Present Role of the Indian-fig Prickly-pear *(Opuntia ficus-indica [L.] Miller,* Cactaceae) in the Agriculture of Sicily," *Economic Botany,* 46 (1992): 10–20.

11. L. Boulos, *Medicinal Plants of Northern Africa* (Algonac, Mich.: Reference Publications, Inc., 1983): 40.

12. *British Herbal Pharmacopoeia* (West York, England: The British Herbal Medicine Association, 1983): 255.

13. Moore, *Medicinal Plants of the Desert and Canyon West,* 89–91.

14. Adi Jonas, Gennady Rosen, Daniel Krapt William Bitterman, Ishak Neeman, "Cactus Flower Extracts May Prove Beneficial in Benign Prostatic Hyperplasia due to Inhibition of 5alpha Activity, Aromatase Activity and Lipid Peroxidation," *Urological Research* 26 (1998): 265–70.

15. Morton, *Atlas of Medicinal Plants of Middle America,* 608.

16. A. Ahmad, J. Davies, S. Randall, y G. R. B. Skinner, "Antiviral Properties of Extract of *Opuntia streptacantha," Antiviral Research* 30 (1996): 75–85.

17. Morton, *Atlas of Medicinal Plants of Middle America,* 608–9.

18. Daniel E. Moerman, "Medicinal Plants of Native America, Research Reports in Ethnobotany," contribution 2, *University of Michigan Museum of Anthropology, Technical Reports* 19 (1986): 314.

19. Ibid.

20. Ibid.

CAPÍTULO 7: APLICACIÓNES Y DOSIFICACIÓN DEL CACTUS NOPAL

1. M. G. Hertog, et al., "Dietary Antioxidant Flavonoids and Risk of Coronary Heart Disease: The Zutphen Elderly Study," *Lancet* 342 (1993): 1007–11, en Michael T. Murray's *The Healing Power of Herbs,* 190.

CAPÍTULO 8: RECOLECCIÓN Y PREPARACIÓN DEL NOPAL

1. Walker, "The Cactus Cookers," 23–25.
2. M. D. White, B. Linda, y Steven Foster, *The Herbal Drugstore: The Best Natural Alternatives to Over-the-Counter and Prescription Medicines!* (New York: Rodale Press, 2000), 22.
3. Hodgson, W., *Edible Native and Naturalized Plants of the Sonoran Desert North of Mexico* (Tempe: Arizona State University, 1985), 246.

CAPÍTULO 9: COMO COCINAR CACTUS

1. Las recetas presentadas en este capítulo, a menos que se indique lo contrario, fueron proporcionadas por *Pima County Office,* una Extencion de la Cooperativa Arizona del Departamento de Agricultura de los estados Unidos, (Tucson: Universidad de Arizona).
2. Sandall English, "Prickly Pear Pleasures," *Arizona Daily Star,* 2 Agosto 1995.
3. Sandall English, "It's Time for Great Prickly Pear Treats," *Arizona Daily Star,* 24 Agosto 1994.
4. Sandall English, *Fruits of the Desert,* (Tucson: *Arizona Daily Star,* 2000): 30.

Bibliografía

En este libro se usaron los siguientes textos como puntos de referencia:

American Diabetes Association. *101 Tips for Staying Healthy with Diabetes*. Alexandria, Va.: American Diabetes Association, 1996.

American Diabetes Association. *Type 2 Diabetes: Your Healthy Living Guide—Tips, Techniques, and Practical Advice for Living Well with Diabetes*. Alexandria, Va.: American Diabetes Association, 1997.

American Diabetes Association. *The Uncomplicated Guide to Diabetes Complications—What Every Person with Diabetes Should Know about Prevention, Treatment, and Self-care for Complications of the Heart, Nerves, Feet, Eyes, Skin, Kidneys*. Alexandria, Va.: American Diabetes Association, 1998.

Angier, Bradford. *Field Guide to Edible Wild Plants*. Harrisburg, Pa.: Stackpole Books, 1974.

Baker, R. A. "Potential Dietary Benefits of Citrus Pectin and Fiber". *Food Technology* 48 (1994).

Barrett, Amy. "The Cholesterol Sweepstakes". *Business Week*, 28 Octubre 2002.

Beaser, M. D., S. Richard, V. C. Joan, y R. D. Hill. *A Program for Managing Your Treatment: The Joslin Guide to Diabetes*. New York: Fireside, 1995.

Biermann, June, y Barbara Toohey. *The Diabetic's Book: All Your Questions Answered*. New York: G. P. Putnam's Sons, 1994.

Britton, N. L., y J. N. Rose. *The Cactacea: Descriptions and Illustrations of Plants of the Cactus Family*. New York: Dover, 1963.

Chen, M. S., et al. "Prevlence and Risk Factors of Diabetic Retinopathy among Non-Insulin Dependent Diabetes Meillitus," *Opthamolgy* 100 no. 8 (Aug 1993).

Curtin, L. S. M. *By the Prophet of the Earth*. Tucson: University of Arizona Press, 1984.

DiSilvestro, Robert A. "Flavonoids as Antioxidants". En : Wolinsky, Ira, y James F. Hickson, ed. *Handbook of Nutraceuticals and Functional Foods*. Boca Raton, Fla.: CRC Press, LLC, 2001.

Duke, James A., y Alan A. Atchley. *Handbook of Proximate Analysis: Tables of Higher Plants*. Boca Raton, Fla.: CRC Press, 1986.

Ebeling, Walter. *Handbook of Indian Foods and Fibers of Arid America*. Los Angeles: University of California Press, 1986.

Felker, P., y C. E. Russel. "Effects of Herbicides and Cultivation on the Growth of *Opuntia* in Plantations". *Journal of Horticultural Science* 63 no. 1 (1988).

Ford, Karen Cowan. "Las Yerbas De La Gente: A Study of Hispano-American Medicinal Plants". Ann Arbor: University of Michigan Anthropological Papers, 1975.

Forsham, P. H., "Treatment of Type I and Type II Diabetes," *Townsend Letter for Doctors* 53 (Dec 1987): 390–393.

Gruberg, E. R., y S. A. Raymond. *Beyond Cholesterol: Vitamin B6, Arteriosclerosis, and Your Heart*. New York: St. Martin's Press, 1981.

Harrington, H. D. *Edible Native Plants of the Rocky Mountains*. Albuquerque: University of New Mexico Press, 1967.

Hodgson, W. *Edible Native and Naturalized Plants of the Sonoran Desert North of Mexico*. Tempe: Arizona State University, 1985.

King, H., y M. Rewers. "Diabetes in Adults is Now a Third World Problem". *Bulletin of the World Health Organization* 69 no. 6 (1991).

Mayes, Vernon O., y Barbara Bayless Lacy. *Nanise' A Navajo Herbal: One Hundred Plants from the Navajo Reservation*. Tsaile, Ariz.: Navajo Community College Press, 1989.

Millspaugh, Charles F. *American Medicinal Plants: An Illustrated and Descriptive Guide to Plants Indigenous to and Naturalized in the United States Which Are Used in Medicine.* New York: Dover, 1974.

Moyer, Ellen. *Cholesterol & Triglycerides: Questions You Have, Answers You Need.* Allentown, Pa., People's Medical Society, 1995.

Niethammer, Carolyn. *American Indian Food and Lore: 150 Authentic Recipes.* New York: Macmillan Publishing Company, Inc., 1974.

Werbach, M. D., R. Melvyn, y Michael T. Murray, N.D. *Botanical Influences on Illness: A Sourcebook of Clinical Research.* Tarzana, Calif.: Third Line Press, 1994.